理解
·
现实
·
困惑

整合心理治疗书系

疗愈者的疗愈

心理治疗师的自我照顾指南

Therapist's Guide to Self-Care

[美] 利莉·韦斯（Lillie Weiss） 著

周春秀 译

中国纺织出版社有限公司

内 容 提 要

作为一名心理治疗师或咨询师，你是否曾迷失自我，陷入慌乱、愧疚、不安之中？心理治疗师把大部分时间都花在帮助来访者上，却忽视了照顾他们自己。这本书写给有经验的治疗师、新手治疗师、助人工作者和心理咨询专业学生。韦斯博士通过具体的例子，提供清晰的问题清单，并将研究发现、临床经验和理论方法融入实际建议中，帮助你更好地照顾自己。

原文书名：Therapist's Guide to Self-Care
原作者名：Lillie Weiss/9780415948005
Copyright © 2004 by Taylor & Francis Books, Inc.
Authorized translation from English language edition published by Routledge, part of Taylor & Francis Group LLC; All Rights Reserved.
CHINA TEXTILE & APPAREL PRESS is authorized to publish and distribute exclusively the Chinese (Simplified Characters) language edition. This edition is authorized for sale throughout Mainland of China. No part of the publication may be reproduced or distributed by any means, or stored in a database or retrieval system, without the prior written permission of the publisher.
本书中文简体翻译版授权由中国纺织出版社独家出版并只限于中国大陆地区销售。未经出版者书面许可，不得以任何方式复制或发行本书的任何部分。
Copies of this book sold without a Taylor & Francis sticker on the cover are unauthorized and illegal.
本书贴有 Taylor & Francis 公司防伪标签，无标签者不得销售。
著作权合同登记号：图字 01-2022-6169

图书在版编目（CIP）数据

疗愈者的疗愈：心理治疗师的自我照顾指南 /（美）利莉·韦斯（Lillie Weiss）著 ；周春秀译 . -- 北京 ：中国纺织出版社有限公司，2024.1
（整合心理治疗书系）
书名原文：Therapist's Guide to Self-Care
ISBN 978-7-5229-0288-3

Ⅰ . ①疗… Ⅱ . ①利… ②周… Ⅲ . ①精神疗法
Ⅳ. ①R749.055

中国国家版本馆CIP 数据核字（2023）第018198 号

责任编辑：关雪菁 宋 贺 责任校对：王花妮
责任印制：王艳丽

中国纺织出版社有限公司出版发行
地址：北京市朝阳区百子湾东里 A407 号楼 邮政编码：100124
销售电话：010—67004422 传真：010—87155801
http://www.c-textilep.com
中国纺织出版社天猫旗舰店
官方微博 http://weibo.com/2119887771
北京华联印刷有限公司印刷 各地新华书店经销
2024 年 1 月第 1 版第 1 次印刷
开本：787×1092 1/16 印张：16.25
字数：210 千字 定价：78.00 元

凡购本书，如有缺页、倒页、脱页，由本社图书营销中心调换

献给所有教育和指导过我的治疗师们，

以及我所教导和咨询过的人。

成为"正常人",而不是"超人"

侯志瑾

北京师范大学心理学部教授

心理咨询与治疗是一个照顾他人的行业,这里的他人通常指有心理困难并且想走出困境的人,他们在心理咨询师或者治疗师面前释放的都是我们日常所说的"负能量"。因此,有人把心理咨询师或者治疗师看作"倾倒垃圾的垃圾桶"(我个人并不认同)。这无非是在说,我们的工作其实是不断受到各种消极事物或者消极情绪影响的,我们在不断给别人提供情绪价值。

助人者大多都有很强的助人动机,在助人的过程中不断学习和更新知识和技能。就如译者所述的那样,我们往往自嘲是"学习型人格障碍患者"。虽然是自嘲,但是我们内心里其实很认可这种状态,并且在大多数情况下,并认为这种状态是一种"积极向上"的品质。诚然,我们之所以不断地学习,既因为这的确是这个领域工作的特点之一,也因为我们在专业方面的系统训练远远不够。但还有一个主要原因,就是我们太想帮助别人了,而且我们发现自己似乎在从事助人工作的过程中有很多无能为力的地方,我们其实有的时候挺想让自己成为"无所不能"的人，并且无意识地以为，只要不断学习，我们就可以越来越趋近可以帮助"所有人"的目标。对临床工作有热情是好事，但是正如本书所述，"过度热情是杀手"（p.134）。过度热情地从事我们的工作，我们做其他事情的时间、与家人相处的时间就会不断地被挤压，我们在心理咨询或治疗中向来访者"传授"的方法，自己似乎都没有时间使用。我们在照顾别人的同时，逐渐忘了照顾自己。

这本书的作者利莉·韦斯博士从"设计并创造你想要的生活""管理你的外部环境的技巧"和"管理你的内部环境的技巧"三个方面，介绍了很多具体的用于减少咨询师和治疗师压力、更好地关爱自己的方法，目的就是帮助助人者更好地照顾自己。只有照顾好自己，才可能更好地照顾他人。

我在阅读的过程中感觉到，本书中的很多建议其实都是让我们慢下来，让生活简单化，不要让自己做太多，让自己成为"正常人"而非"超人"，这些建议和方法都非常实用。韦斯博士还在每个章节后留了很多引导我们思考的自测问题，帮助我们自省并进行改变。由于作者是有30多年心理治疗经验的专业工作者，因此她给出的建议非常中肯。作者使用的语言也通俗易懂，读起来感觉轻松且富有启迪性，很容易让人想一口气读完。

这虽然是一本教心理咨询师和治疗师等助人者如何自我照顾的书，但其实也是一本教我们促进自我成长的书。我在个人成长的课程中，也常常会问书中提到的一些问题。我与本书的翻译者周春秀此前并不相识，但通过这本译著而结缘。读这本书时，我感觉很亲切，翻译的语言也非常流畅。

本书不仅仅对刚刚入行的新手咨询师和治疗师有帮助，对有经验的咨询师和治疗师也有帮助，可以启发我们认真思考我们的工作，更有意识地好好照顾自己。如果我们能够结合本书所提供的方法和我们个人的特点展开行动，我们就可以让自己变得更加健康、快乐，让我们的职业寿命更长，也可以更好地帮助我们的来访者。

助人者们，你给自己"浇水"了吗？

周春秀

在鼓励奉献精神的大环境下，很少有人强调我们要照顾自己。尤其是心理咨询与治疗这个以助人为目的的行业，更是几乎把所有的关注点都放在了来访者身上（伦理上也要求我们这么做）。市面上各种与心理咨询相关的理论、技术和案例书籍以及培训课程铺天盖地，我们无时无刻不在不遗余力地学习如何照顾来访者们，以及如何帮助他们更好地照顾自己，却总是忘记把目光放回到我们自己身上，来让我们这些给植物浇水的"水壶"也有可持续的补给。

我们同行间经常自嘲是"学习型人格障碍患者"和"精神分析三好病人"，过去作为心理咨询专业学生和目前作为执业心理咨询师的我，常年浸泡在专业学习和临床实践中，却未曾有机会进行有关自我照顾的系统性学习。"自我照顾"四字看似简单，有时候却很难良好地付诸行动。进入这个行业的这些年来，总有人问我："你们心理咨询师每天听这么多负能量，不会崩溃吗？"起初我总是自豪地回应他们，我也有自己的咨询师，有督导，还有专业的学习。但其实，这些并不足够。

　　我发现身边在不同岗位上从事助人工作的很多同行都身心俱疲，这极大地影响了他们的生活质量和幸福感，以及发挥其专业有效性。在我作为一名心理治疗师在精神专科医院的门诊和病房工作期间，初出茅庐、渴望成长的心情驱使着我和所有的新手咨询师一样满腔热血地投入临床实践中。医院大量的严重个案、体制的限制性、工作和生活的失衡……即使我处于良好的专业环境和家庭支持当中，也逐渐陷入了耗竭状态。我不再对做咨询充满期待，不再那么投入专业学习中，来访者的缺席甚至让我感到如释重负。当初我为自己出现这样的反应而充满了恐惧和内疚，不知如何是好。

　　直到我有幸阅读韦斯博士的书，这一切开始有了合理的解释。她从设计和创造想要的生活、管理外部环境的技巧和管理内部环境的技巧三大模块，带领我们开启这趟心理治疗师的自我照顾之旅。阅读本书的过程中，我的很多经历和感受都得到了回应，它在和我深度共情，并在我无助绝望的时候提供了行之有效的自我评估清单，让我来逐步梳理自己并付诸行动。这个过程就像在我这块僵化的土地上，注入了一汪清泉，让我慢慢恢复生机，变得松弛。自我照顾无疑是为心理咨询从业者保驾护航的可持续良方。

　　本书是我职业生涯非常重要的转折点，不仅给我的心理咨询从业之路注入了新鲜的血液，也让我进一步意识到自我照顾的重要性。多年后我有幸作为翻译再次拿起本书，当时如沐春风的感受依然留在心间。或许拿到本书的你是心理咨询专业的在读学生，还不知道未来你从事的行业需要你如何在一开始就建立有效的自我保护机制，让自己得以可持续发展；或许你是已经执业很长时间，但并没意识到自己忽略了自我照顾的同行；或许你是已经出现了耗竭症状但无能为力的同行……无论你是什么取向和岗位上的心理工作者，或其他对自我照顾感兴趣的人，在此，我都热切希望阅读本书也能给你们带来急需的情绪回应和实际帮助。

/ 作者序

如果我们不照顾好自己，就无法照顾好我们的来访者。

——凯伦·绍克维尼，心理学家

If we don't take care of ourselves, we can't take care of our clients.

—Karen Saakvitne, psychologist

你是否在考虑成为一名心理治疗师？或者你正在读心理治疗专业的研究生，不知是否应该继续？也许你已经在做心理治疗师的工作，并感到疲惫不堪。也许你在私人执业，或正在考虑要私人执业。我曾在不同时期承担过所有这些角色，并与经历过这些不同情况的人进行过交流。本书的目的是为你提供合理的自我照顾策略，来确保你在工作中获得满足感。

在我 30 多年的执业心理学家生涯中，我曾以几种不同的身份与心理健康专业人士工作：作为督导、老师和心理治疗师。目前，我的很大一部分工作是由处在不同职业阶段的心理治疗师组成的。他们提出的问题从细节性的实际问题，如"如何建立我的工作程序？"或"如何处理来访者在最后一分钟取消预约和缺席的情况？"到更深层次的情感问题，如"如何才能避免情绪耗竭，并仍然保持共情？""如何处理所有相互冲突的要求，并仍然能为自己留出时间？"或"如何应对财务不安全感？"

心理治疗师正在成为一个压力日益渐长的职业。时间压力、过度的工作负荷以及巨大的责任感只是其中的一部分。近年来，管理型医疗①（managed care）的出现只是加剧了这一问题，这给很多治疗师带来了更多的文书工作、更少的收入和更低的控制感。日复一日地倾听情感上的需求会带来更多的压力，常常导致"替代性创伤"（vicarious traumatization，VT）或"同情疲劳"（compassion fatigue），即临床工作者间接性地体验他们的来访者所面临的丧失和创伤。虽然这些压力对新手治疗师的影响更为明显，但即便是经验丰富的从业者也很容易受到影响。

心理学家罗伯特·爱普斯坦（Robert Epstein）（1977）调查了从事心理治疗工作对人们造成的情感损伤，并引用了一些关于治疗师福祉（well-being）的令人担忧的统计数据：

- 在过去的3年里，每4个心理治疗师中至少有3人承受过巨大的痛苦，超过60%的人在某种程度上罹患临床意义上的抑郁症；

- 心理健康专业人员的自杀率超乎寻常得高，精神科医生的自杀率大约是普通医生预期自杀率的2倍；

- 心理学家们的处境也很危险，每4人当中就有1人有时会有自杀的想法，每16人当中会有1人试图自杀；

---

① 详见第92页脚注①。——译者注

● 女性心理学家似乎尤其脆弱：唯一公布的数据显示，她们的自杀率是
　普通人群的 3 倍。男性心理学家的情况似乎并非如此。

我与男性和女性从业者工作的经验与这个趋势是一致的。虽然我督导和
指导两种性别的治疗师，但来找我治疗的心理健康专业人员绝大多数是女性
（尽管我的直觉是，男性治疗师会出现和女性同行一样的压力）。正是出于这
个原因，文中的大多数例子涉及的是女性临床工作者。

在本书中，我讨论了治疗师层出不穷的担忧和问题，并提供了一些对
我和其他心理健康专业人士来讲可行的实用工具。除了借鉴这一领域的研究
并结合我自己的经验外，我还调查了 15 位我非常尊敬的资深从业者，了解
他们作为治疗师所感受到的压力，哪些策略对他们有效，以及他们会给其他
治疗师哪些建议，来帮助他们在工作中变得更快乐、更有效、更成功。这个
群体包括公共部门和私人执业的心理学家、精神科医生和社会工作者。我还
与许多其他从业者进行了交流，但没让他们把自己的答复以书面形式记录下
来。有些建议似乎更适用于新手治疗师，但是，即使是经验丰富的临床工作
者也需要被提醒，并会发现这些建议很有帮助。

首先，简单介绍我的背景：我已经成为治疗师 30 多年了。在 1968 年获
得临床心理学博士学位之后，以及私人执业之前，我在一些住院和门诊机构
工作了 15 年，服务的来访者群体非常广泛。这些年间，我同时还在大学的
心理系工作，无论是我私人执业前、后都是如此。在我作为心理学家的几乎
所有年头里，作为医疗中心的职员或大学心理系的教员，以及在我的私人执
业生涯中，我一直都非常积极地从事对研究生、心理学和咨询专业的实习生、
精神科住院医师以及其他心理治疗师们的培训和督导工作。

本书分为三个部分。第一部分帮助你设计和创造自己想要的工作，并
给出已经做到这一点的治疗师的例子。第二部分和第三部分为你提供工具和
策略，以实现这些改变。第二部分研究了心理治疗行业固有的压力，并要求

你检查生活中的压力，还为你提供了管理外部环境的技巧，以这样的方式设置你的工作和生活，以提高你的总体幸福感。这些技巧包括：创造你所喜爱的环境，让你可以表达自己；做你喜欢的事，删除耗竭你的工作；让你的日程表成为你最重要的工具；学会设置限制，以及其他主题。第三部分提供了一些管理你内在生活的工具，来应对若干不可避免的工作压力。这些章节为你提供了实用的建议，包括对治疗师来讲至关重要的其他问题：学会识别和避免职业倦怠；保持健康的距离；摆脱过度负责化的陷阱，以及应对不确定性。

这些建议不仅是为了你的利益，也是为了你来访者的福祉。作为一名心理治疗师，你需要为那些向你寻求帮助的人创造一个安全和舒适的环境，而你也是这个环境的重要组成部分。如果你分心了、疲倦了，或因为自身的耗竭而难以倾听或记住来访者告诉你的事情，你的来访者会受到影响。如果你看起来不感兴趣、不堪重负或不高兴，他们可能并不愿意向你倾诉，让他们的问题给你雪上加霜。来访者会注意到你的行为，并从你身上获得微妙的线索。正如一位女士告诉我的那样："我不想去见一个自己的植物都枯萎了的治疗师。"你需要滋养自己，这样你才能滋养你的植物，以及你的来访者！

非常重要的是，临床工作者要照顾好自己，不仅是为了自己，也是为了他们的来访者。当你是一个快乐的治疗师时，每个人都会受益。无论你是否要进入这个行业，还是已经在这个行业里，或正准备优雅地离开，或者你认识的人正在离开这个行业，我都希望你能好好利用这些对我和其他人来讲都行之有效的策略。

/ 目录

//Part 03　管理你的内部环境的技巧 //

设计并创造你想要的生活

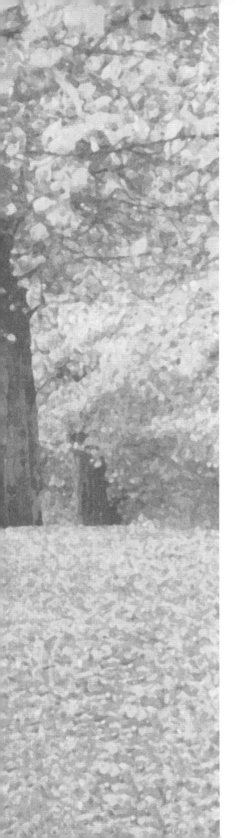

第 **1** 章

构想你想要的生活
并付诸行动！

从生活中获得你想要的东西的第一步是：
决定你想要什么。

——本·斯坦

The first step to getting the things you want
out of life is this: Decide what you want.

—Ben Stein

莉莎[1]说："我甚至不知道我能否大声说出来。"她是一名心理学家，通常并不难以表达自己的感受。经过好几次治疗和大量的鼓励，她才能够用语言表达出这一难以想象的事情，"我不知道自己是否还想当一名心理学家。我不认为自己的余生都可以从事这个行业。"莉莎不愿把这个问题说出来的原因合情合理。毕竟，为了成为一名心理学家，她已经受训了很多年。她为自己的目标投入了很多时间、金钱和精力。难怪她甚至都不允许自己承认，她无法忍受她的工作：因为这是她的**身份**（identity）。

/ 你并不孤单

如果莉莎知道自己有这样的感受并不孤单，她的很多同事都有这种感觉，她可能会松一口气。在一项针对临床心理学家的大型全国性调查中，每10个人中就有4个人说，如果他们的人生可以重来，他们会选择不同的职业（Norcross & Prochaska，1982）。多年来，我听到治疗师们以这样或那样的形式表达像莉莎一样的担心，无论这些担心是通过开玩笑的还是认真的方式表达的。"我想我要歇业去做餐饮生意"，一位治疗师如是说。幻想做导游，插花师，在书店工作，以及做其他压力较小的工作，在临床心理学工作者的闲谈中很常见。

---

[1] 本书涉及的人物姓名和案例细节已进行修改。——译者注

实际上，我的一些同事已经这么做了——完全离开了心理健康领域。然而，除了采取如此激烈的措施，是否还有其他办法来应对这些时不时占据临床心理学工作者的想法？他们只是想逃离，不能再这样下去了。

如果你也有像莉莎那样的感觉，或者有时候觉得"我实在是无法看着自己余生都从事这个行业"，我会像问莉莎那样问你："你所经历的情绪中有多少是职业倦怠所带来的症状，有多少与心理治疗领域本身有关？"在探索清楚之前，切勿不分精华糟粕地全盘否定，并完全离开心理健康领域。至少现在还不行。

我首先让莉莎描述她的工作。她有一份相当成熟的工作，并和几个机构签了合同，为来访者及其家庭成员提供服务。因为她的很多来访者都是残疾人，所以她经常要开车到很远的地方去见他们。她经常会被叫去处理紧急情况。此外，她还有一项令人不快的工作：通知来访者家属，他们所爱的人预后不佳。自然而然地，这些家庭将很多愤怒和懊恼都指向了她。莉莎感到责任重大，尽管她知道自己无法控制来访者长期的慢性病。

莉莎的工作也渗透在她的家庭生活中，因为她会在一天的任何时间里频繁接到电话和传真。事实上，她的家庭生活和工作似乎密不可分。因为她在工作日非常忙碌，没时间处理文书工作，所以她经常把周末的大部分时间花在写报告和信件，以及处理其他行政细节上。毫不奇怪，这已经开始给她的婚姻关系造成问题。莉莎留给丈夫或自己的时间很少，她觉得自己几乎无法控制自己的空闲时间，因为她认为自己必须随时待命，并对任何发过来的信息做出回应。需要她前往的大多数情况都是相当压抑的，有时这些情况的强度会压倒她。

莉莎不允许自己拒绝转介，毕竟她在私人执业，需要维持生活。如果没有更多的来访者怎么办？她没有稳定的薪水，如果日程表上有任何空档，她都会感到焦虑。

莉莎感到越来越耗竭和懊恼，似乎这项工作对她的时间和精力要求太多了。她讨厌自己是一个很擅长共情且充满爱心的人，并开始对来访者产生情绪。每个人都似乎想从她那里获得些什么，包括她的丈夫。她认为他想要她的时间和关注，就像是"又一个需求"。不幸的是，丈夫是那个她最常拒绝的人。她也没有精力再分配给她的朋友，并变得越来越孤僻。

莉莎的工作情境具备产生全面耗竭的所有必要因素：时间压力、缺乏对工作日程的控制、巨大的责任感、经济上的不安全感和社交隔离，以及缺少明显的回报（Maslach & Leiter，1997）。一直热爱心理学的莉莎开始变得害怕上班。实际上，她也开始害怕她的生活。

╱ 去做吧！

"如果你能以任何方式设计你的生活，你会怎么做？"我问她，"如果时间和金钱都不成问题，你将如何创造你想要的生活？"在此之前，莉莎没想到她实际上可以塑造自己的存在，并使其完全成为她想要的样子。她毕竟是自己的老板，她的工作时间、日程安排、接待的来访者类型，以及选择如何充实自己的生活，都完全取决于她自己。如果可以选择，她会保留目前工作的哪些部分？她会放弃哪些部分？她会为哪些非工作性的活动空出时间？

莉莎说如果她能以任何她想要的方式设计自己的生活，她将会在每天早上上班前锻炼和冥想，她会提前下班回家，晚上和周末的空闲时间可以做任何她想做的事情。此外，她会安排自己的工作，每周的工作日中有 2 天的时间见来访者，另外 2 天做文书工作和写报告，并为自己留出 1 天时间做其他感兴趣的事情，比如上计算机课程。她将会取消所有需要开很长时间的车去治疗的个案（结果并不具成本效益，产生的收入很少），以及那些她认为在情感上很消耗自己的个案。

"去做吧！"当莉莎发现实际上她才是掌控自己生活、可以按任何她想要的方式调整生活的人，她几乎立即实施了这些改变。她只在周一和周三安排来访者，把周二和周四的时间留给写报告、回电话和其他行政琐事。因为她可以控制一天开始的时间，所以她每天早上上班前做运动和冥想，回家后，她关掉了传真和电脑，把文书工作留到周二和周四。她在空闲时间里报名参加了一个计算机课程。她还告诉她的转介来源，自己只去离家近的地方工作。此外，她还列出了自己将来想要工作的一些个案类型。当她接到"紧急"电话时，她把见这些来访者的时间安排在周一或周三，而不是完全打乱她一天的生活，马上出急诊。

除了对外部环境的改变，莉莎还在她的行为和态度上做了一些内在改变。她拒绝了那些她认为过于消耗自身情感的新转介过来的来访者。她也学会了如何应对她在财务上的不安全感，意识到如果她排满那些让她非常耗竭的个案的话，就没有任何空间留给那些让她兴奋的个案了。令她欣慰的是，她并没有遭遇经济上的挫折，并设法用她喜欢的活动来填补她的日程表。她还学会了处理对来访者过度负责的感觉，告诉自己："不是我让他们残疾的，我也不能解决他们的问题。"因此，她能应对他们的家属所表达的愤怒而不将其个人化。几周之后，莉莎又重新恢复了对工作和生活的热情。她说："我为自己所做的事情感到兴奋。"这与她第一次来见我的时候所描述的恐惧相去甚远。她不仅对自己的工作感觉良好，而且与伴侣的关系也得到了改善，因为她能为婚姻付出更多。

莉莎的故事以各种不同的形式呈现。虽然莉莎职业倦怠的水平相当明显，但你可能在职业生涯的不同时期也会有和她一样的感觉。很少有治疗师没有在某些时刻以及某种程度上经历过这些情绪。无论你是像莉莎那样感到压力重重，还是只感到轻微的倦怠，或者你只是想让已经相对满意的事业变得更好，第一步都是构想你想要什么样的生活。下一步就是去行动！在接下来的章节里，我将提供一些工具来帮助你做出这些改变。

　　当你能在脑海中准确地看到你想要的生活，你就能把它变成现实。构想是将你的想法付诸行动最有力的工具之一。研究表明，人们已经成功地利用它来帮助他们实现自己的目标，无论是那些想要提升高尔夫成绩的人、想克服恐惧的人、想减肥的人，还是想治疗恶性肿瘤的人都是如此（Samuels & Samuels，1992）。当你能看到自己在做你喜欢的事情时，它就会成为你的心理练习或排练，因为你已经在心里这么做了。这使你更容易去做"现实"的事情。

　　接下来的两章非常简短，主要由自我评估组成，以帮助你构想和微调这个梦想变为现实的过程。在本书每一章的末尾，都会有一些你可以问自己的问题，来帮助你总结建议，并将其运用到自己的生活中。

"当你能在脑海中准确地看到你想要的生活，你就能把它变为现实。"

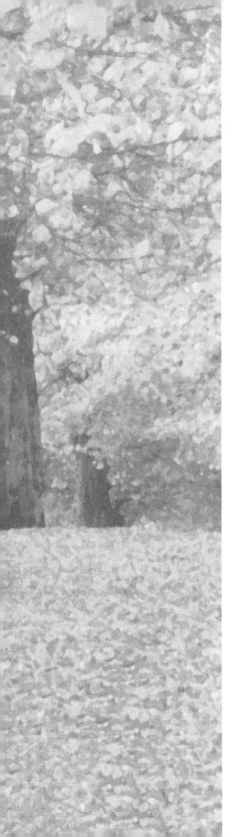

第 **2** 章

雇用自己为生活经理

如果一个人日出而作，日落而息，其间做
他想做的事情，他就是成功的。

——鲍勃·迪伦

*A man is a success if he gets up in the
morning and goes to bed at night and in
between does what he wants to do.*

——Bob Dylan

/ 如果钱不是问题

如果你能保证一生都有稳定、充裕的收入，你会如何安排你的生活？你还会继续工作吗？你每周会工作多少小时？你会如何填充你的时间？你会在日程表上安排什么活动？

你会腾出更多的时间做什么？你会取消什么活动？你会继续从事你的职业还是换一个职业？你会在什么样的环境中工作？闭上眼睛想一想，什么才是你的理想状态。此时此刻，不要让现实和经济困扰妨碍你。允许你的思绪游走，想想你的理想工作是怎样的。

我经常惊讶于人们理想的工作和他们已经在做的事情是如此的接近。大多数被我问过这个问题的治疗师通常会像莉莎那样回答，他们会减少工作时间，晚点开始或早点结束，不和某些人群工作，为其他有趣的活动腾出时间，或任何其他的改变。如果他们允许自己这样做的话，这些都相当容易实现。

艾琳就是一个典型的例子。艾琳非常热爱她的工作。她最近开始在家里私人执业，她很享受私人执业给她带来的多样性和刺激感。她把自己照顾得很好，很少感到耗竭。相反，她的工作让她兴奋。然而，她的工作是以一些个人牺牲为代价的。艾琳和她的丈夫在几千公里外有一个度假小屋，在她开始私人执业之前，每年她都在那里度过夏天。那是一个安静的森林隐居地，她去那里给自己充电，这对她情绪和精神上的幸福感都非常重要。艾琳觉得，现在她已经开始了全职工作，不可能每年夏天都离开。"为什么不呢？"我问她。"我不知道，"她回答说，"我只是觉得这是不可能的。"就像莉莎一样，艾琳在实现她的梦想和创造她的理想工作方面给自己设置了障碍。事实上，是什么让艾琳无法在每年夏天离开去度假呢？在她看来，这并不是收入的问题，因为她非常节俭。她也没有任何几周不接受治疗就挺不过去的来访者。与其担心为什么**不能**实现她的梦想，艾琳现在更多地专注于自己如何**能**实现梦想。令人吃惊的是，就像莉莎的情况一样，这只需要一些计划和行动。艾琳制订了一个策略来实施她夏天的离开计划。她提前为所有的来访者做好准备，告诉他们自己会在 7 月和 8 月离开。她安排了另一位治疗师在必要的时候代替她，还安排和一些来访者进行电话预约。此外，她还告诉所有可能转介过来的来访者，她将会在夏天离开一段时间，让他们自己决定要见她还是找别的治疗师。令她高兴的是，大多数人都选择继续找她咨询。艾琳把精力用在计划如何实现她的梦想上，而不是把注意力放在为什么她无法拥有一份理想的工作上。

莉莎和艾琳就像其他很多治疗师一样：聪明、能干、足智多谋且富有洞察力。一旦她们想通了自己需要做什么，就会立即着手去做。很多改变仅仅简单地涉及调整时间表和通知他人。莉莎和艾琳都是私人执业，她们是自己的老板，不需要其他人的允许就可以做她们想做的事情。在这两个案例中，对她们的工作稍作调整很少或者几乎不影响经济收入。莉莎的情况是因为她花在开车上的时间少了，而艾琳的情况是因为她生活节俭，为这段休假时间存钱。然而，这些变化所带来的情绪回报是巨大的。

虽然并非每个想创造理想工作的治疗师都有像莉莎和艾琳那样的自由，但即便是经济灵活性较差的心理治疗师也可以调整他们的工作，使之更接近自己的理想状态。

希拉是一个经济拮据的单亲母亲，她需要工作来养活自己和两个儿子。她是一个非常有才华和创造力的人，然而在机构中与危机病人相处的全职工作耗尽了她的精力，使她无法充分发挥自身的能力。希拉希望减少工作时间，这样她能花更多的时间陪孩子。她梦想的工作是能私人执业，她可以每周见几个来访者，其余时间用于教学、开展工作坊或者做研究。她有一个分析性很强的头脑，很享受学术工作带来的刺激。与莉莎或艾琳相比，希拉的计划实施起来要花费更长的时间。首先，她开始寻找另一份耗竭更少、工作时间较灵活的工作。她找到了一个一周工作 4 天的职位，虽然这不完全是她想要做的事情，但薪水不错，而且时间安排更好；她能早点回家，花时间陪孩子。在空闲的日子里，希拉积极追求她的其他目标。她进行了一些对外联系，很快就找到了她非常喜欢并能充分发挥自己才能的教学任务。随着更多教学联系的建立，她可以逐渐减少工作。虽然希拉目前的工作状态仍不"完美"，她希望工作时间更少，但是这与她之前的状态相比已经大有改观，她也更加开心了。

扪心自问："如果钱不是问题，我将如何设计我的生活？"然后制订一个计划，并付诸行动！无论是像莉莎和艾琳那样自我设限的信念，还是像希拉那样对现实和金钱的顾虑，都会阻碍你去创造你的理想工作。制订一个计划并跟进它，仔细考虑让你的理想成为现实的最佳方式。

自我评估

花几分钟时间来构想你理想的生活。如果不用担心生计问题，你会做什么？

- 如果钱不是问题，我将如何设计我的生活？

- 我还会继续工作吗？如果会的话，我每周工作多少小时？

- 我的日程表上会包括哪些活动？

- 我将取消哪些活动？

- 我是继续从事现在的职业还是改变职业？

- 我将在什么样的环境中工作？

- 我想在空闲时间做些什么？

- 哪些外部障碍（如时间或金钱）在阻碍我把理想的工作变成现实？

- 哪些内在障碍（如恐惧、自我限制的信念）在阻碍我过想要的生活？

- 我可以做些什么来应对这些内在的担忧？

∕ 管理自己的生活

为了帮你实施你的计划，让理想工作变成现实，假装你是自己的来访者。你会给自己什么建议？你想做出什么调整？你会制订什么样的计划来将这些改变付诸行动？菲利普·C. 麦格劳（Phillip C. McGraw）在他的《生活策略》（*Life strategies*）（1999）一书中建议，把自己看成是两个不同的人，把自己当作来访者来管理自己的生活。把自己看成"生活经理"（life manager），可以给你提供一个评估自己的视角。

把自己看成一个生活经理或生活顾问，有助于你采取必要的步骤来建构和设计你想要的生活，使之成为你想要的样子。像其他心理治疗师一样，你每天都在为你的来访者提供关于如何管理他们的生活的咨询，而且，你可能比任何其他专业团体的成员更具备技能和专业知识，来制订改变生活的计划。

自我评估

问问自己这样的问题，来评估你的生活经理对你的生活处理得如何：

- 如果我必须对我的生活经理做绩效评估，我将如何评价他（她）？

- 我的生活经理是否照顾了我的身体健康和情绪健康？

- 我的生活经理是否为我提供了能发挥我的才能，并帮助我在专业上成长的工作机会？

- 我的生活经理是否创造了一个我喜欢的、有利于我心理健康的工作环境？

- 我的生活经理是否在设计我的日程表，让我有时间做喜欢的事情？

- 我的生活经理是否在安排我的生活，使其保持平衡？

- 我的生活经理是否安排我去玩得开心？

- 我的生活经理是否将我的生活安排得能让我发挥出最佳水平，使我成为一个有效的治疗师、配偶、父母或朋友？

花几分钟时间为你最重要的来访者——也就是你自己——制订一个计划来创造你理想的工作。把它写下来，越详细越好。写下你需要采取哪些步骤来实现这些事情。比如，你想每周休息一个下午，你到底需要做什么？是否简单到只要不在那个下午安排来访者就可以了？如果你有老板的话，你需要和他谈谈吗？如果你的目标是每周写作或教学几个小时，你需要采取什么措施来实现这一目标？制订一个计划，然后去做！

- 我有什么计划来创造我理想的工作？

● 我需要采取哪些具体步骤来实现它？

在接下来的章节中，我将为你提供一些对我和其他治疗师来讲行之有效的提示和策略，来帮助你将计划变成现实。第二部分是关于管理你的外部环境的建议，第三部分着重于管理你的内在世界来创造你想要的生活和工作。

> "把自己当作来访者来管理自己的生活。你会给自己什么建议？你想做出什么调整？你会制订什么样的计划来将这些改变付诸行动？"

"制订一个计划并跟进它，仔细考虑让你的理想成为现实的最佳方式。"

02

管理你的外部环境的技巧

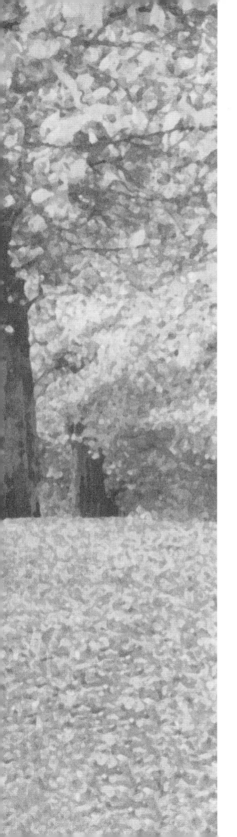

第 **3** 章

做你喜欢的事，
消除耗竭你的事

人生得意须尽欢，莫使金樽空对月。

——李白

Life is too short for bad wine.

—Anonymous

这一章列出了作为一名治疗师所固有的回报和危害，要求你在自己的生活中对这些部分进行评估，并帮助你采取行动来增加快乐和减少负面因素。每个行业都存在问题和让人满足的地方，心理健康领域也不例外。心理学家卡拉曼－卡汉（Kramen-Kahn）和汉森（Hansen）（1998）列出了压力和回报的主要类别，以及心理治疗师最常认可的类别。他们的建议是什么？最小化危害，最大化回报。

尤其是因为我在本章用了更多的篇幅来描述作为治疗师有危害的部分，而不是让人满足的部分，所以，在进一步探讨他们的清单之前，为了防止你得到一个片面的观点，我想强调以下这点。尽管文章的作者同时列出了优缺点，但39%～93%的受访者显著赞同作为治疗师的回报，而只有19%～29%的被试赞同其中的危害。这无疑表明，尽管有一大堆的压力，但心理治疗还是一个本质上令人满意的领域。

让我们看一看作者们列出的作为心理治疗师不同的压力类别。治疗师的职业压力往往分为五个主要方面：业务相关问题，来访者相关事宜，心理治疗师的个人挑战（如不断付出），环境相关的压力（如过量的工作负荷），以及与评估有关的问题（如难以评估来访者的进展）。这些压力对治疗师及其来访者都有影响（Farber，1990；Guy，Polestar，& Stark，1989；Kottler，1993；Mahoney，1997；Sherman，1996；Suss man，1993）。在一项研究中（Pope，Tabachnik，& Keith-Spiegel，1987），很大比例的心理学家——

60% 的人说他们感到过于痛苦，以至于在无法有效工作时还在工作，这使他们的来访者蒙受损失。

在卡拉曼－卡汉和汉森（1998）对 208 名临床工作者进行的调查中，最被认可的职业危害似乎是与业务和环境相关的类别，具体如下：业务方面、财务不安全感、职业冲突、时间压力、巨大的责任感、过量的工作负荷，以及个案的不确定性。这些只是冰山一角而已。然而这些可能是**最频繁**被赞同的压力，但它们不一定是对心理治疗师造成最大情绪伤害的压力。与来访者相关的问题，如遇到有杀人倾向和自杀倾向的来访者，虽然发生频率较低，但可能有更大的影响。

在我与其他治疗师的交流和非正式调查中，很多人提到相当严重的担忧，其中一些和他们自己身体的脆弱性有关，也和他们来访者的身体脆弱性有关。大多从业者将有自杀倾向的来访者、对他们自身以及来访者安全的担忧，或者两者都是，列为他们职业最重要的危险。

心理学家山姆，在他的病人成功自杀的几个月后，他才敢与同事讨论此事。"说我受到了打击是一种轻描淡写的说法。我反复在脑海里回想发生了什么，我是不是错过了什么，我本可以做些什么来防止这件事发生。我知道这不是我的错，如果他执意要这么做，我也无能为力。但我仍然感到非常内疚。"他说，"我觉得自己在某种程度上失败了，而且我也非常害怕别人会怎么评价我。我当然会有害怕的感觉，无论是否合理，我都将会被起诉，我对他的行为负有责任。"山姆的害怕并非完全空穴来风。他的悲伤和内疚因为愧疚和对被报复的恐惧而进一步加剧。

对于我所调查的绝大多数治疗师来说，应对困难的来访者是压力清单的头等大事，无论这些来访者是威胁着要自杀，还是具有根深蒂固的破坏性人格模式，都会在你与他们互动的过程中唤起一种持续的恐惧。与变化无常的来访者或有过度依赖需求的来访者一起工作，即使是最有耐心和情感基础的临床工作者也会耗竭。接待大量遭受虐待的来访者或患有绝症的来访者也会如此。

那些威胁你安全的来访者会给你带来极大的压力，我所调查的一些治疗师把被病人跟踪和威胁列为他们主要的压力源。不幸的是，这个问题并不罕见。一半的治疗师曾收到过来自来访者的身体暴力威胁，并且大约40%的治疗师受到过攻击（Guy，Brown，& Poelstra，1990，1992）。更多近期研究显示，暴力行为的发生率甚至更高，而且与之前的研究结果一致，预计**每10个心理健康服务者当中就有6个会在其职业生涯中受到攻击**（Arthur，Brende，& Quiroz，2003）。

一些从业者受到了他们的来访者的骚扰，从成为他们来访者"强迫性跟踪"的对象（Meloy & Gothard，1995）到更严重的身体伤害上的威胁。心理健康专业人员被来访者跟踪，尽管相对来说并不频繁——关于其发生率的研究发现从5.6%～13%不等（Corder & Whiteside，1996；Lion & Hirschler，1998；Romans，Hayes，& White，1996），但如果威胁得以实施，会导致严重的心理后果，更别说身体上的伤害了（Gentile，Asamen，Harmell，& Weathers，2002）。即使每10个或20个临床工作者中只有1个被跟踪，这也是一个很大的数字！任何治疗师都可能在不知情的状况下成为病人妄想或愤怒的对象，而被跟踪或人身攻击的噩梦可能会造成严重持续的不良影响。

约翰和莉娜两位治疗师的生活因此类事件而发生了巨大的变化。约翰在和一个住院病人面谈时，这个人伸手去掐他的喉咙，并试图掐死他。幸运的是，一名护士经过，救了他的命。这次袭击对他的情绪和身体健康造成了损害，约翰在不久之后得了心脏病。经历了几个月的创伤后压力，约翰决定退休。莉娜被她的一个病人骚扰和跟踪了好几个月。他到处跟踪她，她叫了警察并对他发出了限制令，但并没有阻止他的行为。莉娜换了手机号码、办公室和住处，但都无济于事。他总是设法追踪她。她最后完全离开了这个州和这个行业。有传言说，她改了名字，然后躲了起来。当然，这些都是相当极端的例子。然而，它们的确发生了。

心理健康专业人员不仅受到言语和身体上的攻击，在当下的环境里，诉讼威胁始终存在（Otto & Schmidt，1970；Soisson，VandeCreek，& Knapp，1987）。对于会被起诉的恐惧也是如此。对治疗师不当行为的虚假但可信的指控不仅是可能发生的，而且经常被标榜自己是受害者的人用于他们的个人计划（Williams，2000）。在二三十年前，这些恐惧几乎不存在，然而在这个日益热衷诉讼的社会中，这些恐惧在很多治疗师的脑海中存在着。仅次于自杀和杀人的来访者，治疗师们还经常提到职业上会被起诉这方面是显著的压力源。我向临床工作者提问：他们认为作为一名治疗师最显著的压力源和问题是什么，类似这样的回答很常见：

"如今，作为一名心理学家是非常困难的——诉讼方面着实让我感到害怕。"

"……当愤怒的病人开始描述他们对过去的专业治疗所感受到的强烈失望，以及他们对律师和其他专业队伍的抱怨时。"

"……有一个我治疗多年的病人自杀了，他经历了一生的危机，我拯救他的婚姻，治疗他家庭中的其他成员。他的孩子威胁我要为他的死而起诉我！"

"我做每一件事时都会在内心深处考虑医疗事故的诉讼威胁。"

罗琳一直在治疗一个正在经历不幸婚姻的女人。离婚的时候，这个女人的丈夫是一个律师，他提起诉讼，指控罗琳造成了他们婚姻的灭亡。虽然他可能没有法律依据，但这并不妨碍他连续几个月把罗琳的生活变得糟糕。她不断地被电话、传票、资料索求以及隐性的威胁所纠缠，不得不自己聘请一名律师。在时间、金钱、文书工作以及一般情况上所付出的代价是巨大的。

虽然业务和财务方面的不安全感可能看起来不像个人安全、来访者安全或被起诉那样具有创伤性，但它们有时也会给私人执业的治疗师带来显著的困扰（Kramen- Kahn & Hansen，1998；Nash，Norcross，& Prochaska，1984），这些关于显著压力源的评论就证明了这一点：

"执业的起起伏伏，缺乏连贯性。有些星期太满，有些星期太空。"

"处理病人的保险。他们通常希望能用保险支付，但后来又不用了。我为什么要参与其中？"

"允许一些来访者积累债务，这可能会影响治疗，他们偶尔也会不支付治疗费。"

"管理型医疗对个案管理和文书工作困难的侵扰。"

"没有秘书，回复消息、电话以及见病人的两次治疗之间没有休息时间。"

"来访者缺席治疗和最后一分钟取消治疗。"

"我无法忍受保险带来的麻烦。"

"来访者未支付的账单。"

这些评论只是暗示了近年来随着管理型医疗的出现，经济脆弱性只增不降。在美国心理学会（APA Practice Directorate & the Widmeyer Group，1994）的主持下，在全美进行的一系列执行良好的聚焦性团体，证实了临床工作者对管理型医疗所带来的削减成本、增加工作量的压力的感受，而财务不安全感仅仅是其中的一个不利因素。

虽然在机构工作的治疗师可能没有像那些为自己工作的同行们所经历的经济或业务压力，但他们还有其他烦恼，包括工作量的增加，官僚主义的错综复杂，与同事的冲突，以及经常缺乏控制感，这是压力和耗竭的主要组成部分（Maslach & Leiter，1997）。一项针对心理治疗师的全国性调查发现，那些在机构临床环境下工作的人对心理治疗这一职业的满意度要低于私人执业的同行（Norcross & Prochaska，1983）。值得注意的是，当我问那些在非私人执业环境中工作的临床工作者，什么对他们来讲最有压力的时候，他们立即回答，"环境""系统"或"机构"。以下是关于他们的评论的例子：

"我没有来自病人的压力，但我的同事让我疯掉。"

"体制，过量的工作负荷，文书工作……"

"官僚主义，在体制中工作的懊恼。"

"在体制里，我的同事和体制规则比来访者更让人有压力。"

这些评论并不令人惊讶。在一些体制中工作的治疗师往往不像私人执业的治疗师那样，可以控制自己的工作环境。众所周知，不可控的压力源比那些在我们影响下的压力源更具破坏性（Seligman，1975）。此外，大量的工作负荷或工作中的人际冲突会导致焦虑、身体问题以及对工作的不满意感（Spector，Dwyer，& Jex，1988）。机构限制也是如此，那些可能会使你的工作更难完成或无法完成的工作条件（O'Connor，Peters，Rudolf，& Pooyan，1982），无论是难缠的老板、无效的员工或设备、冲突需求，还是无数超出你控制的压力因素。通常情况下，负性的办公室交流会导致耗竭的加剧或治疗师决定离开（Geurts，Schaufeli，& De Jonge，1998）。

虽然私人执业的治疗师不必与"体制"打交道（除了管理型医疗或保险公司，如果他们选择使用这些的话），但是他们也有其自身特定的耗竭问题，在机构里工作的人则不会出现这样的问题：孤独感和缺乏活动的多样性（Guy，1987；Kottler，1993；Yalom，2002）。机构经常通过其他同事来提供他们自身的社会支持，并且经常有多种内部任务：工作坊、会议、教学、研究，以及其他除了一小时一小时地听来访者说话之外的事情。研究表明，导致耗竭的不是治疗师工作的时长，而是见病人的时长（Maslach，1976）。私人执业的治疗师通常不像在其他机构工作的治疗师一样安排那么满的活动。

无论你是在机构工作还是私人执业，只要是一名治疗师都会有显著的压力（Guy，Freudenberger，Farber，& Norcross，1990），从以下评论中可以看出：

"我觉得自己无法胜任这份工作。"

"我不能忍受再听任何一个故事了。"

"我有时觉得已经没有什么可以给来访者的了。"

"我该如何处理这个问题？"

耗竭、匮乏感、不堪重负……这些以及更多都是对心理治疗师的个人挑战，有些在我们职业生涯的不同时期更甚。

这些压力对于这个领域的新手来讲尤为明显。他们不仅要处理掌握技能的一般焦虑，还可能被进行实践的现实所淹没（Kottler & Hazler，1997）。尤其是对于心理学家来讲，在某些情况下，他们还要应对非常严格的执照委员会的认证要求。在一项比较13种职业的收入与完成要求所需时间的研究中，研究者发现，心理学家有一个不同寻常的长期准备期，加之他们的收入匹配不上他们接受的训练，研究者们都质疑我们是否要求太高了（De Vaney Olvey，Hogg，& Counts，2002）。当然，关于治疗师压力的研究一直表明，新手从业者压力更大（Ackerley，Burnell，Holder，& Kurdek，1988；Rodolfa，Kraft，& Reilley，1988）。

也并不全是坏消息，有很多因素——其中大部分是内在的——帮助临床工作者享受他们的工作。职业回报往往分为六类：有效的感觉、持续的自我发展、专业自主性—独立性、情感亲密的机会、专业—经济认可、灵活多样的工作（Kramen-Kahn & Hansen，1998）。

几乎每个与我交流过的治疗师都把看到来访者的改善列为作为治疗师的

主要满足，在列举这个职业的回报时，像这样的评论很常见：

"见证病人的成长并拥有富有成效的生活。"

"知道你为某人的生活带来了改变。"

"有幸参与来访者的改变和成功。"

"见证人们的改变。"

"从事一个改变他人生活的职业。"

"见证来访者在他们的婚姻和育儿上做得更好。"

"看到治疗效果。知道看似无望的事情可以通过耐心、毅力以及利用自我认识、领悟和人性来改变。"

作为一名治疗师的回报似乎是工作本身所固有的（Radeke & Mahoney，2000）。实际上，很多从业者甚至认为，如果你不享受这个工作，那么你应该离开这个领域。作为治疗师的主要满足感是内在的。正如一位从业 40 多年的临床工作者所说："你应该在内心深处真诚、深刻地对待这些人。你应该真正享受自己能够看到这些部分。如果你不享受的话，就离开这个行业吧。"

在卡拉曼－卡汉和汉森（1998）关于回报的调查中，促进来访者成长是最常被认可的条目，有 93% 的治疗师列出；其次是工作乐趣，有 79% 的治疗师列出。其他常被认可的满足感排名如下：继续学习的机会、具有挑战性的工作、专业自主性—独立性、灵活的工作时间、自我认识的提升、工作和个案的多样性、个人成长、情感上的亲密，以及成为榜样和导师。**值得注意的是，39%～93% 的受访者支持作为治疗师的回报，而 19%～29% 的受访者支持作为治疗师的危害。当然，这表明尽管有压力，心理治疗也是一个从内在上令人满足的领域。**

与来访者建立连接并从他们身上学习，往往和看到他们进步一样令人满足，从我对职业回报所提出的一些问题的回答中，可以看出这一点：

"经常向来访者学习很多。"

"在一段相互满意和富有成效的关系中感到被信任和尊重。"

"与我一起工作或挑战生活问题，来访者感到安全和舒适。"

"当来访者分享一些真实和有意义的事情时，我与之相连接的感觉。"

"我的来访者教会我的个人成长。"

"与来访者之间发展出的关系。我们分享羞耻感，亲密无间。"

这些回答表明：开展治疗的行为有其自身的回报。就像其中一位治疗师所说，"对我来讲，与人连接是一种巨大的能量，就像抗抑郁药一样。我从来不会感到耗竭。"

除了内在的回报，还有一些外在的好处：同道中人、灵活的时间，以及工作的多样性。事实上，心理健康领域可以非常多样化，不仅体现在你所见到的来访者群体的类型上，还体现在除了心理治疗之外的很多活动上，如评估、教学、督导、研究、写作、开发项目和管理。心理学领域一些新兴的工作包括：为癌症风险机构提供咨询，为军事公司开发项目，帮助选择评审团，在互联网上创造产品，以及其他创新类工作，从事何种工作只受限于个人的想象力。

自我评估

当你看了作为一名治疗师的一些危害和回报，你可能已经在你的特定情况下认同了其中的一部分。看看你自己的压力和满足感。列出所有对你来讲是危害的清单，无论大小——无论是简单到你没有足够的时间回电话，还是有自杀倾向或情绪不稳定的来访者。你不妨在接下来的几天里，对自己进行心理观察和监控，注意什么时候你感觉胃里像有疙瘩，或任何其他迹象表明你感到有压力。什么给你带来最多的危害？是对来访者的担心？是和保险员的电话交谈？是经济上的担忧？是感到疲惫？是做那些看起来毫无意义的文书工作？还是你老板或同事的问题？写下任何让你感到有压力的事情。

- 我的工作有什么危害？

现在列一个作为一名治疗师的回报清单。什么时候你感到精力最充沛？一天中你最享受的部分是什么？是和同事交谈？是看到来访者的改善？是收到多年前你所治疗的来访者给你的圣诞节贺卡？是沉浸在某人的故事中，并感到自己有所作为？还是和同事共进的午餐？

- 回报是什么？

现在看看你所列的两个清单，然后制订一个计划，尽量减少那些耗竭你的事情，增加你所享受的事情！斟酌一下，你能如何促成这些改变。有些事情你可以很快做到，其他事情可能需要做一些计划，或分步骤进行。当你仔细检查你的清单时要义无反顾一些，并消除所有你能控制的危害。就像某些人所说的那样，将"零容忍"作为你的目标——也就是说，摆脱所有让你需要忍受和勉强接受的事情。反过来说，要想办法使回报最大化。例如，如果你享受学习，你如何能在你的生活中增加更多的教育机会？如果同事让你感到充满活力，你如何能为他们腾出更多的时间？记住，当你拿掉不喜欢的部分时，你也就为喜欢的事情腾出了空间。

- 我可以摆脱或减少哪些危害？

- 我有什么行动计划可以减少这些危害？

- 我可以增加哪些回报？

- 我有什么行动计划可以在生活中投入更多我喜欢的东西？

　　你所做的一些改变可能仅仅需要轻微的调整，比如多休息，从某些管理型医疗小组辞职，筛选特定的来访者，晚点开始你的一天，或任何数量上的调整，这些履行起来都相当简单。其他压力可能没那么容易消除。如果你在一个有毒的环境中工作，一个破坏你的情绪、精神、身体健康的环境，你需要赶在它完全毒害你之前尽快离开。我曾在这样的地方工作过，也认识在这些地方工作过的人，我明白这些精神消耗所产生的影响是多么令人崩溃。在这些环境里，你不能只是零散地做很少的调整。你需要通过离开它来将其完全消除。在你做到这一点之前，你需要采用第三部分中所提到的一些策略来管理你的内部环境——帮助你在此期间保持平衡。

　　如果你幸运地在一个你喜欢或你能控制的环境中工作，减少危害并最大化满意的部分，将会对你和你来访者的福祉意义重大。在接下来的几章中，我将进一步讨论如何做出你想要的改变。

"你应该在内心深处真诚、深刻地对待这些人。你应该真正享受自己能够看到这些部分。"

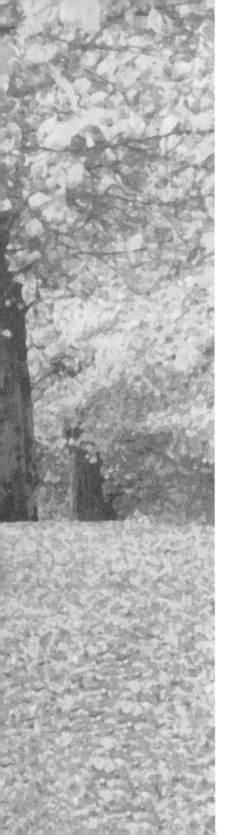

第 **4** 章

创造你所喜爱的环境，
让你能表达自己

工作是自我表达的自然载体，因为我们在工作中花费了大量的时间。每周用 40 小时关闭我们的个性，压制我们真正的能力，忘记我们对刺激和个人成长的需求，这根本毫无意义。

——玛莎·辛妮塔，

《做你喜欢的事，财富就会随之而来》

Work is a natural vehicle for self-expression because we spend so much of our time in its thrall. It simply makes no sense to turn off our personality, squelch our real abilities, forget our need for stimulation and personal growth forty hours out of every week.

—Marsha Sinetar,

Do What You Love, the Money Will Follow

大约 30 年前，我每周在临床岗位上工作 20 小时，另外 20 小时在一所大学工作。有一天，当我去上班时，我发现我见来访者的办公室变了。我被搬到了另一个小房间里，一块小屏风把我和另一个同事隔开来，他是我所工作的医院的会计。这个"体制"以其无限的智慧，希望通过最大化办公空间来让工作更有效率。领导决定，因为我是兼职员工，所以我只需要半个办公室。我没有私密空间来开展治疗这样的事实似乎无关紧要。不用说，我在很短的时间内就离开了，因为这显然是一个我无法开展工作的环境。如果心理治疗的要求之一是有一个安全的地方，让来访者可以表达自己，那么实际上，这个办公室不是一个治疗师和来访者能谈话的地方——我们会担心谈话内容被别人听见。

当然，这是一个说明周围环境不利于开展治疗的极端例子。其他环境也可能以更微妙的方式不"安全"。在上一章中，我讨论了不良的体制——你无法做自己的环境，也是来访者最终会受到影响的环境。无论这个屏障是一个薄薄的隔断，还是一个让你或你的来访者几乎无法成长的侵入性管理型医疗网络，你都有责任为自己和来访者改变这个环境或离开它。强有力的证据表明，职业倦怠的原因往往都是在体制里，而不是在个人身上，相关研究建议的方向是改变机构（Maslach & Leiter，1997）。不幸的是，将机构变革作为一种实践是临床工作者最少采用的策略之一（Brady，Norcross，& Guy，1995）。

对你来讲，创造一个能让你发挥最佳状态的环境是非常重要的，因此，你能把最好的状态给你的来访者。几年前，几位治疗师单独找我寻求建议，因为他们觉得在他们的工作环境里无法做自己。"我讨厌承认这一点，"他们说，"但我觉得和那个地方联系在一起很尴尬。无论我多么努力将自己与之隔离，它始终会影响我——我知道它也影响着来访者。"所有这些治疗师都离开并创造了他们自己的环境——他们喜欢的，能反映他们自身的，并且让他们和来访者都感到开心的环境。

当我讨论一个环境时，我不仅仅是在讨论物理环境，也包括心理和精神环境。这是一个以你的最佳利益为重的地方吗？这是一个培养人的地方吗？它是否为你的成长提供了足够的刺激？你是否感到被尊重？你是否能在这里把你的工作做到最好？如果你在一个贬低你或来访者的环境中工作，你能做出什么改变？如果不可能改变，那就离开！

问问你自己，你可以做些什么来创造一个物理和情感环境，来帮助你和你的来访者成长。在第 3 章中，我讨论了雇用你自己作为自己的生活经理。你的生活经理会做些什么来让你的环境尽可能地有利于成长？当你问自己这些问题时，请尽力弄清楚，哪些干扰因素会让你无法达到最佳状态，因此无法完全投入你的来访者身上？你需要什么样的环境来最大限度地提高你的工作能力？

物理环境对你健康和工作的重要性不可小觑，研究人员利用他们在这个领域的知识来设计和规划更适应人类需求的环境（Garling & Evans，1991）。瑞秋（Rachel）和斯蒂芬·卡普兰（Stephen Kaplan）花了多年时间研究恢复性的环境（restorative environments），及其对你身体和情绪健康的影响。在其他方面，他们发现，仅仅将大自然带到办公室中，就能使你恢复活力。在有自然景观的办公室工作的员工会更喜欢他们的工作，他们的心态更健康，并对自己的生活感到更满意（Kaplan & Kaplan，1989）。

　　心理学家朱迪斯·希尔维根（Judith Heerwagen）在她作为设计师和公司顾问的工作中，也采用了恢复性环境的原则。毫不奇怪，她发现建筑的"自然化"有助于组织的成功和生产力（Heerwagen，2000）。其他研究发现，"绿色"环境甚至能帮助城市里的孩子延迟满足和抑制冲动（Kuo & Sullivan，2001），并让病人在手术之后恢复更快（Ulrich，1984，1991）。简而言之，一个良好的物理环境有时有利于你的心理甚至是身体健康。

　　创造一个你喜欢的、能充分反映你的环境。比如，艾琳有一个代表她的办公室，也是让她觉得待着最舒服的地方。里面放满了老式、"时髦"的家具，扔着的地毯和大大的地板枕，而且这里基本是她个性的延伸。来访者要么对此产生共鸣，要么没有。但这是一个她能真正做自己的地方。这并不符合常规——不过，她也不符合！

　　乔安是一位私人执业的治疗师，她也调整了自己的环境，来反映她的工作方式。"我向来都不能准点结束，"她说，"你怎么做到的？"我建议她买几个钟表，把它们放在房间不同的地方，这样她无论坐在哪里都能看到时间——这对我来说通常很有效。她出去给自己买了几个钟表，但仍然很难按时结束。最后，她恍然大悟："以我工作的方式，直到我们真的热好身并把事情搞清楚，需要花一个小时。"乔安的工作强度非常高，她的咨询经常要一个半小时。"我开始给来访者安排一个半小时，而不是一个小时。这对我来讲是有效的，并且我不觉得时间很仓促。"乔安没有试图适应一个模式，而是根据她的需求调整原有的设置。

　　这些例子只是关于治疗师如何创造一个他们喜爱并能反映他们自身的物理环境的衍生。对很多临床工作者来讲，办公室就是第二个家。实际上，有些治疗师在办公室花的时间比在他们自己家里花的时间还多。你的工作，就像你的家一样，是你个性的反映和延伸，你需要在两方面都能充分表达自己。在创造一个舒适的工作环境方面，要像对待你的生活环境所做的那样，给予足够的关心，努力使你的工作环境像你的家一样成为一个庇护所。

与你的物理环境同样重要的是心理环境。研究工作场所和从业人员心理健康的专家们不断强调工作环境对人的整体幸福感的作用。专门研究工作场所压力的心理学家詹姆斯·奎克（James Quick）发现，员工必须是健康的个体，才能做好工作。为此，他们需要在能与他人建立积极关系的地方工作（Quick，Quick，& Hurrell，1997）。盖伊（Guy）（2000）是一位研究心理治疗师职业生活的专家，在他对治疗师们自我照顾的建议中，强调了培养人际关系环境的重要性。正如他所述："一个全面的心理学家自我照顾计划，最好可以通过这样的方式来维持健康：在与亲人和朋友之间充满活力的关系网中，满足我们对尊重和滋养的渴望。"这将使我们能够"在抱持的环境中团结起来"，使我们的来访者和我们自身获益（p.352），确保你的工作环境包括了与他人的积极互动！

如果正如弗洛伊德（Freud）所说的那样，爱和工作是我们最基本的两个需求，那么你的工作场所应该和你的人际关系一样滋养你。在哪里工作、如何做你的工作可以表达你的个性、天赋和信仰的很多不同面；然而，你可能在让某些因素妨碍你按照你想要的方式完成任务。

管理型医疗是对很多治疗师工作方式的一种入侵。当管理型医疗成为常态时，我和我的很多同事一样，也加入了这一行列。我没有通过平常的方式开展治疗，也就是询问我认为和治疗进程更相关的问题，而是不得不专注于获取对保险公司来讲很重要的信息。治疗的基本设定就是，来访者的需求应该永远是第一位的。显然，为管理型医疗公司收集数据，无论这些数据是否和治疗事宜相关，都取代了来访者的谈话需求。对保险公司负责意味着我不能做自己，不能允许我的来访者以他们想要的方式表达自己。显然，我不能在参与管理型医疗的同时，把病人的需求放在第一位。我选择离开这些不良的体制，否则，我将会亏待自己和我的来访者。

离开不良的体制是不够的。你需要创造一个能让你在专业上成长的环境。多年来对从业者的研究得出的一个结论是，一个开放的、支持性的工作环境对最佳专业发展的重要性，这样的环境允许你有时间和自由来反思你的经验（Skovholt & Ronnestad，2001）。你是否在一个与同事互动的环境中？如果不是，你怎样才能做到这一点？你是否一直在学习新的东西？如果不是这样，你能如何准备去拥有这些类型的经验？你在工作中是否充分利用了你的技能和才华？你如何才能最大限度地增加你可以这么做的机会？

自我评估

　　花几分钟的时间问问自己，如何才能创造一个你喜欢的环境，在那里你可以充分表达自己，发挥自己的才能。越详细、越具体越好。在什么样的条件下你的工作状态最佳？你在早晨能更好地工作，还是晚上？你是否需要大量的休息时间，还是在更快的节奏下工作更好？当构想理想环境的时候，不仅要考虑物理环境，也要考虑情感和精神环境。在什么类型的环境中，你最可能滋养自己，从而滋养你的来访者？你如何将自己独有的特征放到你的工作中，可以真正地反映你？你需要什么样的环境，使它最像"家"的感觉？构想你理想的环境，并把它变成现实。去行动吧！

● 我会怎么描述我理想的工作环境？

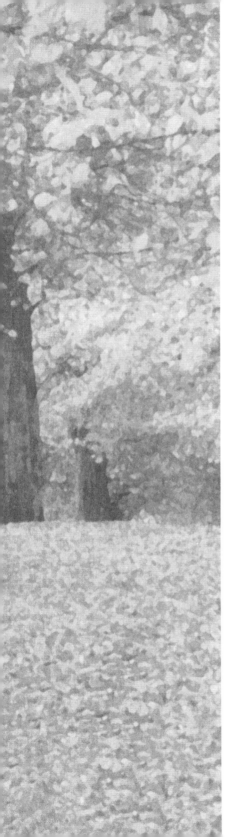

第 **5** 章

做你喜欢的事，
财富就会随之而来

追随你的直觉。

————约瑟夫·坎贝尔

Follow your bliss.

—Joseph Campbell

拿出一张纸，把它分成两栏。在第一栏的顶部写"我喜欢做的事"，在第二栏的顶部写"我如何支配我的时间"。现在，在第一个标题下列出对你来讲重要的、你所喜欢的活动，在第二个标题下列出目前你正在参加的活动。如果这两栏在很大程度上并不相符，你就应该做出一些改变。仔细检查这两栏之间的契合度，它将会给你提供意见，你需要做出什么类型和程度的改变。当你看着你的清单时，你将会发现两种类型的活动：与工作相关的活动和与工作无关的活动。虽然有时两者很难分开，但本章将主要关注与工作有关的活动。之后的章节将讨论后者。

做你喜欢的事，财富就会随之而来。玛莎·辛妮塔（1987）这本畅销书的标题所传递的信息对我和无数人来讲都很有效。在我开始私人执业之前，我很幸运地在一些环境中工作，在那里我可以自由地做自己感兴趣的事情，并在很大程度上创造我自己的工作。在宽泛的职业描述中，我可以从事自己喜欢的事，并尝试新的活动。因此，如果我想做一个特定领域的工作坊、开始带领一个团体治疗、做研究、写作、督导或教学——这些都不是我常规工作描述中的具体内容，我依然继续进行这些活动。其实我怎么支配时间都没关系，无论如何我都有工资。因此，我学会创造我的工作。我做实验、尝试新的项目，一般都是做我喜欢的事情。我从什么最有趣的角度出发来对待每个新的任务或项目——是的，有趣。我部分的生活并不是为了谋生，因为我有一份稳定的薪水。不幸的是，如今很多治疗师无法享受同样的条件，尤其是在这恶劣的经济环境中，各机构都在不断缩减规模，增加员工的工作压力。

我试图将同样的态度带入私人执业中——选择我喜欢的活动，而不是以赚钱为目的，即使是在这变化不断的经济环境中。比如，尽管教学、做研究或写作并不像见来访者、开展治疗那么赚钱，但我总是为这些活动挤出时间。每当我有一个新项目的想法，我就会去做，无论它是否产生收入。几年前，我想在一个社区大学里教授一门特别的课程。这涉及巨大的时间承诺，包括课程准备、在教室里的时间、来回交通花费的时间等。社区大学在支付兼职员工的薪水上并不出名——至少，在亚利桑那州不是如此。我计算了一下，自己大概每个小时赚 50 美分，可能还在赔钱，因为我把本可以安排治疗的时间用来上这个课。虽然教授课程从经济角度来看没有意义，但在认知和情感上的回报是巨大的。你不能给娱乐、学习或热忱贴上价格标签。当然，你需要根据自己的情况来权衡经济上的风险。

当你在做喜欢的事情时，其影响会渗入你生活的其他领域，即使你的工作时间很长。在一项对两种类型工作狂的比较研究中，热情的工作狂——那些很喜欢他们工作的人——比非热情的工作狂体验到更高的生活满意度（Bonebright，Clay，& Ankenmann，2000）。正如你所预期的那样，所有的工作狂，无论是否喜欢他们的工作，都比非工作狂有更多的工作—生活冲突，并能获益于学习在工作之外如何生活，这是下一章的主题。

你如何去创造你的理想工作？如何将你支配时间的方式与你喜欢做的事情匹配起来？回顾你的两份清单。你如何才能使两栏之间的对应关系更加紧密？你可能不会马上做出改变，但本章其余部分的建议可以帮助你朝着你喜欢的事情前进。

/ 如果你不能做所有的事情，花些时间做你喜欢的事情

如果你不能完全做所有你想做的事情，看看是否能花些时间去做你喜欢做的事情。比如，如果你喜欢写作，但没有能力离开你的工作去全职写作，那就每周抽出一个早上或一天来做这个。对于其他你想做但觉得没时间的活动也是如此。如果你想花更多时间与你的孩子在一起，想想办法如何能早点回家和他们待在一起。如果你想学西班牙语、烹饪、电影制作或钓鱼，每周空出一个早上或一个晚上，报一个课程。你会明白，你不用花所有的时间去做，只要花部分时间就可以了。不要以全有或全无的行为为目标。如果你设定小的、现实的、容易实现的目标，你就更有可能去执行它们（Burns，1980）。

如果你喜欢做一些不能带来收益的事情，那就开始做吧。你甚至可能想要利用你的聪明才智做些小生意。单亲妈妈尼娜就是一个例子。她有一份在医院做治疗师的工作，这是她喜欢的工作，她也需要这份工作来养活自己。她还有写诗和做室内设计的天赋。尼娜挤出时间创作歌词，通过口口相传，人们开始委托她为特殊场合创作诗歌。尽管她很难通过这些来赚钱，但她在做自己喜欢的事情。她也在自己的日程表中留出了几个小时的时间，参加设计相关的课程，并为一些室内装潢公司做一些兼职工作。

让少数活动成为创收的支柱，然后做其他的仅供娱乐。在一个理想的世界里，所有与工作相关的活动可以令人满意同时能产生收入。当然，情况并非总是如此。在这些情况下，让你的一部分工作产生绝大部分的收入。这将会让你有自由可以去做其他你喜欢的项目，这些项目可能没那么赚钱。为你喜欢做的事情留出时间，无论你将它们视为职业还是业余爱好。

/ 娱乐，娱乐，娱乐！

对于尼娜来讲，创作诗歌是娱乐——她喜欢创作诗歌，从中获得乐趣，并在上面花很多时间。工作中和工作外的娱乐——给你的生活和工作带来新鲜、热情和能量。与娱乐相对应的是我有时所说的做"工厂工作"（factory work）。当我感到厌倦、对我所做的事情感到厌烦，或发现自己只是在走过场的时候，我知道是时候做一些新的尝试或给工作带来一些新鲜感了。工厂工作是指你以可预见的方式反复做同样的事情，因此没有任何乐趣，没有挑战，也没有愉悦感。你投入时间只是为了赚取薪水。幸运的是，在一个与人打交道的领域，你将永远会有不可预知性和新鲜感，以及学习的空间。工作不应该是你强加给自己去做的事情，反而应该是表达你最积极的情感和才华的载体。当你所做的事情能给你带来愉悦感时，你会将此视为娱乐，你会沉浸于此并从中汲取力量（Ackerman，1999）。

/ 明智地冒险，计划着成功

如果想到做你喜欢的事情是可怕的，我不建议直接一头扎进去，而是要明智地冒险，为成功做好计划。当我所工作的体制几乎在一夜之间变得具有危害性时，尽管我非常想这么做，但我并没有立即起身离开。我依然有抵押贷款、账单和其他需要承担的费用。相反，我看了看自己的开支，估算了一下我需要赚多少钱才能生存，并搞清楚如果我每周只有少量的来访者，我就可以应付。几个月内，我离开了我的工作，开始私人执业。虽然它并没有提供固定工资的安全感，但我感到更加安全，因为我的安全感在我自己身上，而不是在其他人的心血来潮中。规划是这个过程中的一个重要部分——规划是为了成功。决定你愿意冒多大的风险，并最大化成功的概率。承担一个深思熟虑、明智的风险，并在心里排练和构想你希望发生的事情。如果赌注看似太大，不适合采取激烈的行动，那就想办法把它的程度降到最低，或思考如何向你的目标迈出一小步。当我毅然决然地搬到另一个适合我的环境中时，我是否感到惶恐不安？是的，但我所接触到的几乎所有决定开始自己私人执业的治疗师都是如此。然后，通过仔细的计划和有分寸的冒险，他们实现了自己的梦想。

正如我在上一章中提到的，几年前，我见了一些心理咨询从业者，大多数都是为了解决和不愉快的工作环境相关的问题。每位治疗师都各自决定离开，并开始私人执业，如今，所有这些临床工作者都在情绪和经济上茁壮成长——"我比以前更开心了""我喜欢去工作""感觉如此美好"，他们一遍又一遍地这样说。当他们允许自己转移到一个允许他们充分表达自己的工作环境里——一个他们感到被尊重和可以说了算的地方时，他们的成功就不足为奇了。

不要害怕承担风险。每当我抓住机会，删除一项我不喜欢做的活动时，就会有其他东西出现取而代之。我那些不敢放手的同事也有这样的经历。抓住一些"安全"的东西，会让你无法给更好的事情腾出时间。最大的安全是，你发现你内心所拥有的东西从长远来看能给你带来安全感。

／专注于如何实现你梦想的工作，而不是担心它如何不能实现

比尔的梦想是每年夏天能放个长假，在沙滩上度过夏天。当一个机会出现，他可以花两个月的时间离开去休假，他马上开始担心这会对他的私人执业产生什么影响。"如果我失去我所有的来访者怎么办？""如果我无法负担休假的费用怎么办？""如果……如果……如果……"我建议比尔**计划**一下他如何能在夏天离开，而不是陷入无意义的担忧之中。"你不是在计划

——你是在灾难化！""你可以做些什么来留住你的来访者？""你能做什么安排才能负担得起夏天休假的费用？"比尔很快就看清自己在做什么了，并将他的心态转移到如何实现他的梦想上，而不是无止境地幻想所有可能出错的事情。他开始制订具体的计划，为之储蓄资金，并为他的来访者做好准备。当迈出任何新的一步时，构想它、排练它、计划它，并**让它成真**！

/ 对自己有信心并与对你有信心的人交往

创造你的梦想工作的最大因素可能是对你自己有信心。在开始新事物或放弃熟悉的事物时，感到恐惧和害怕是很自然的事情。然而，你并不是因为不相信自己的能力和资源才走到今天的。相信自己——这就是你需要的全部安全感。如果你喜欢你所做的事情，如果你做得很好，那人们就会想起你，并在需要这个服务的时候给你转介。你在工作上的乐趣将使你能够创造更多的机会，让别人看到它的价值所在。正如玛莎·辛妮塔所说，"热爱自己产品的销售比对这个产品半信半疑的人，更能把这些产品销售给那些感兴趣的人"（p.37）。

如果你热爱你的工作，你会把它做得很好。相反，如果你只是做"工厂工作"，只是走走过场，那也会表现出来。研究表明，对外在回报的关注会破坏你的工作质量。在一项对创作者的研究中，那些说他们主要为了钱而写作的人比那些为了从写作中获得内在乐趣的人少很多的创造性（Amabile，1985）。其他研究表明，主要为了外在回报而做事情，甚至会破坏人们在选择工作时原本的自然享受（Deci，1975）。

与那些对你有信心的人交往，远离那些消极的人。摆脱自己脑海中播放的消极磁带本身就已经够困难的了，更不用说从别人那里听到这些。坚持下去，并提醒自己，如果你在做你喜欢的事情，大多数其他事情也会水到渠成。

/ 从自信出发，而不是从恐惧和不安全感出发

　　如果你朝着你想要的方向前进，朝着积极的东西前进，你将利用内在的智慧来实现你想要的东西。如果你出于恐惧和不安全感而行动，你将做出错误的决定。我将在这本书后面讨论如何处理财务不安全感。我见过很多热爱音乐、绘画、表演，或任何艺术性职业的有才华的年轻人，都以"后备"领域为专业：如护士、教育或者法律，以防万一他们作为艺术家不能成功。隐含的信息是，做你喜欢的事情是赚不到钱的——你必须通过其他地方来赚钱。你猜这些人身上发生了什么？你猜对了！他们"退缩"在安全、稳定的工作中，因为他们不相信自己除此之外能在其他方面有所作为。相反，我也见证了很多艺术家着实在做他们想做的事情——他们没有给自己留任何"后备"或计划失败的空间。他们可能不会像从事法律或医疗领域那样赚钱**——但他们做着自己喜欢的事情**，而且头上有屋顶、桌上有饭吃。其次，让自己坚持下去，让你的天赋、价值和热情来决定你如何支配时间吧。

/ 计算你喜欢的事情所带来的情感回报

　　你可能会问："我能负担得起花时间做我真实想做的事情吗？"你能负担得起不做吗？使用另一种衡量成功的方式，不仅仅是从经济上对做你喜欢做的事进行成本效益分析。重视你所创造的东西，看看你的内在财富，这是无法用金钱来衡量的。学会不仅仅把你的工作看成是为了谋生的手段，而是把你的爱和价值融入你的生活里。正如卡里·纪伯伦（Kahlil Gibran）（1978）如此美好地认为，"工作是爱的体现"（p.28）。

　　本章主要是关于在工作中做你喜欢的事情。然而，你的工作只是你全部生活中的一部分而已。下一章将会重点讨论如何为与工作无关的活动留出空

间，总体上使你生活的情感回报最大化，而不仅仅是你的职业——简而言之，就是如何享受生活！

自我评估

回顾你所列出来的两个清单：

我喜欢做的事情	我如何支配时间
＿＿＿＿＿＿＿	＿＿＿＿＿＿＿
＿＿＿＿＿＿＿	＿＿＿＿＿＿＿

● 我支配时间的方式和我喜欢做的活动有多大的对应关系？

● 如果它们不完全吻合，我需要做出什么改变来让这两栏之间的对应关系更加紧密？

● 我可以马上进行哪些改变？

● 哪些可能需要更多的时间和计划？

● 我需要采取哪些步骤来进行这些改变？

● 本章中的哪些建议会对我有帮助？

☐ 如果你不能做到这一切，那就为你喜欢的事情腾出一些时间。

☐ 娱乐，娱乐，娱乐！

☐ 明智地冒险，计划着成功。

☐ 专注于如何能实现你的梦想工作，而不是担心它不能实现。

☐ 对自己有信心，并与对你有信心的人交往。

☐ 带着信心出发，而不是带着恐惧和不安全感出发。

☐ 计算做你喜欢的事情的情感回报。

"相信自己——这就是你需要的全部安全感。"

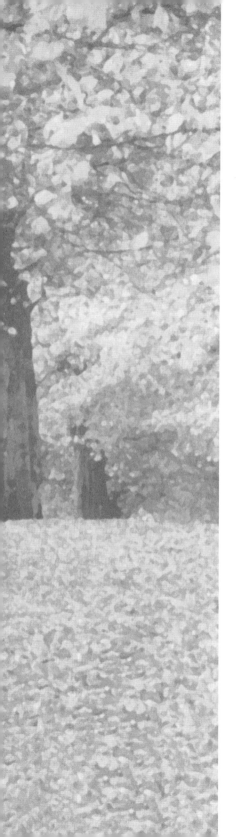

第 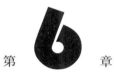 章

拥有生活

你只是需要拥有生活，一种真正的、完整的、职业的生活，是的，但也是另一种生活。

——安娜·昆德伦，
《幸福生活小指南》

You just need to get a life, a real life, a full life, a professional life, yes, but another life, too.

—Anna Quindlen,
A Short Guide to a Happy Life

虽然很少有治疗师因为钱而进入心理健康行业（正如我的好朋友，一位退休的心理学家，他喜欢说，如果你想发财，那就去学修水管吧），但对某些人来讲，经济因素经常在他们工作之外的生活中发挥作用。然而，通常不单纯是经济问题，而是一个人必须在任何时候都富有成效的感觉，使很多从业者没时间去从事其他爱好和休闲活动，或只是闲逛和"无所事事"。即使是那些口口声声强调"休息"时间和"平衡"生活的重要性——并为来访者开出处方的治疗师们，也并不总是言出必行（Kottler，1993），但他们至少不会内疚——尤其是那些私人执业的人，在他们那儿"时间就是金钱"。

"我很想上瑜伽课，但它在周三上午，而那时我有 3 个来访者。"

"我想更频繁地和我的朋友们共进午餐，但我无法每周抽出 2 小时来做这件事。"

"当我退休时，我打算去学西班牙语。我现在就很想去学，但我没有时间。"

"我不得不取消我们的午餐，因为我刚接到一个新转介的来访者。"

"我想学潜水，但我现在有太多的工作要做了，我不知道该把它安排到哪里。"

"我很想休息一个月，但我担心如果这么做的话，我会失去所有的来访者。"

"我现在确实非常努力地工作，我没有时间做所有我想做的事情，但我正在筑巢，这样当我退休的时候，我就会舒服一些。然后我将会有时间去做所有我想做的事情。"

"我希望每天晚上能有时间和我的家人共进晚餐，但我每周必须工作几个晚上，因为那是我的来访者唯一能来的时间。"

你是否认同这些说法，哪怕是一丁点儿？我们很容易看到那些工作时间长得离谱的人，并叫他们"工作狂""有冲劲"，或任何数量的描述性标签。即使你本身不是一个工作狂，当你砍掉一项"产生收入"或"有生产性"的活动，而用一项不产生收入的活动来替代时，你可能也会感到一阵内疚。然而，你可能不得不这么做，以便给你想要的生活腾出时间——你在前一章的清单里列出的活动，那些给你带来快乐和你喜欢做的活动。

在工作之外拥有充实的生活是自我更新的必要条件，并且专家建议，作为健康专业人员，我们要有意识地留出时间来进行能补充我们能量的活动，从园艺到音乐会，再到打球。更重要的是，他们鼓励心理治疗师尽早接受培训，养成放松的习惯，并以在工作中同样的决心和精力去追求这些习惯（Ziegler & Kanas，1986）。

/ 金钱还是生活？

如果"时间就是金钱"，你如何为所有那些不赚钱的事情腾出时间？乔·多明格斯（Joe Dominguez）和薇姬·罗宾（Vicki Robin）在他们的《富足人生》（*Your Money or Your Life*）（1999）一书中，建议看看你正在做的一些活动的"生活成本"，需要多少"生活"来换取工作。为你所从事的每项工作进行成本效益分析，不仅要看其经济价值，还要看其情感成本。计算哪些是值得保留的，哪些是你想摆脱的。虽然作者提供了一个相当复杂的方式，来确定你所做的事情每个小时的真实价值（提示：当你扣除税收、日常开支、损耗、旅行时间等，这只是你思考的一小部分），并让你知道在生活单元（life units）中，你并不一定需要一个统计方程式来做成本效益分析，比如升级你的车要花费多长时间（很多！），对于工作的每个小时，试着确定它在"金钱"方面给了你多少，以及你在"生活"方面放弃了多少：选择金钱或者生活。如果你在金钱上实际获得的，通常情况下，只有你认为的扣除开支之后的1/3，那就不必惊讶。比如，问问你自己：当我每周工作三个晚上的时候，我实际上赚了多少额外的钱？在压力、健康、家庭关系方面，它实际上让我付出了什么？这值得吗？

你可能会问："我能负担得起放弃那些妨碍我享受生活的事情吗？"真正的问题是，"你能负担得起不放弃吗？"好好看看你是如何支配时间的。如果你的日程表里没有任何空间留给你喜欢做的事情，如果你总是等到退休或者"某一天"腾出时间来做你喜欢的事情，那么你就负担不起拥有生活。

实际上，如果你想在工作上有效率并且感到开心，最重要的是在你的职业之外拥有生活。一项对热情投入的心理治疗师的研究表明，那些因为工作而感到有能量和精神焕发，而不是被工作耗竭的人，尽管有障碍，他们也继续茁壮成长并热爱他们的工作。这表明对生活的热情和对工作的热情之间存在着相互关系（Dlugos & Friedlander，2001）。这项研究的作者总结说，作为心理治疗师，维持对工作的热情投入反映了他们在生活中其他领域的投入。通过参加其他为他们提供能量的活动，治疗师能更有效率地工作，更享受他们的工作。在情感上能为来访者提供服务可能取决于他们在总体上更有活力。在采访被同行提名为最有激情的临床工作者时，样本中的每个人都说，参加非专业活动对保持热情和避免职业倦怠来讲至关重要。这些治疗师在他们的个人生活和职业生活之间保持着非常严格的边界，他们经常休假，甚至改变工作环境，以便让自己有更灵活的时间去处理生活的其他方面。此外，几乎所有人都至少提到一项非专业活动，与他们谈到工作的时候有一样高的热情。

最有趣的发现是，**对于那些被认为对工作非常热情投入的治疗师，工作并不是他们生活中最主要的事情。**在他们所参与的五个生活角色中，工作仅仅排第三位，排第五位的是投入，第四位是对满意的期待。换句话说，工作不是他们最重要的优先事项。这些数据表明，对工作的热情投入并不意味着过度投入工作。实际上，治疗师们表示，如果他们不刻意努力防止工作侵扰到他们的个人生活，他们的效率就会降低。

这对你来讲意味着什么？这说明，为了保持作为心理治疗师的激情，你必须平衡你的生活和其他活动，即使这需要减少工作时间，放弃晋升的机会，或者改变工作环境。当涉及"你的金钱"或者"你的生活"时，你必须投资你的生活，以成为一个更有激情、更高效、更开心的治疗师。你需要有一个完整的生活，一个平衡的生活，一个你至少花相同精力到专业生活之外的活动上的生活。就像我们在上一章中所见，即使是享受工作的工作狂，也比非工作狂的人有更多的冲突，他们需要学习更好地平衡工作和生活（Bonebright，Clay，& Ankenmann，2000）。

/ 多少钱才够？

只有你能回答这个问题，但很多已经决定给自己的工作时间设限的人发现，他们只要做一些简单的调整，就能收支相抵。珍妮特·皮帕尔（Janet Pipal）博士（1997）是一位有执照的心理学家，讲授"私人执业的理智"，她在一个工作坊中讲了很多这样的例子，其中一个例子让我印象特别深刻。她说，在离开管理型医疗体制之前，她压力太大、太累，不愿做饭，经常去外面吃饭，花了不少钱在餐馆上。现在她享受在家做饭和吃晚餐。没有生活的"代价"数不胜数，金钱上的代价是最小的。

其他的治疗师在写他们自己和别人的自我照顾时，也同样强调了允许自己不赚那么多钱的重要性。迈克尔·马奥尼（Michael Mahoney）（1997）写道，他允许自己的收入比同事低，很多同事的收入几乎是他的3倍，这已经明显改变了他对生活的愉悦感。阿诺德·拉扎勒斯（Arnold Lazarus）（2000）在给临床工作者补充自己的建议里写道，"我生活中的基本目标从来都不是赚钱——只是为了赚取体面的生活。这就是我对心理滋养的看法。我的银行账户可能受到影响，但我的心理却得到了充实。"（p.93）多少钱才算足够？你会感到惊讶的！

／考虑缩减规模，而不是扩大规模

当你做成本效益分析的时候，仔细查看你所有的开支。你真正需要多少钱？你可以削减多少？审视你的预算和活动，就像审视你的衣柜一样，剔除任何你不再需要的衣服，然后清除任何额外的开支。在经济上解放自己，会让你有更多的时间去做你喜欢的事情。现在，看看你能参加的活动——就像看你的衣服一样，只保留那些你喜欢和需要的。其余的扔掉！

伊莱恩·ST.詹姆斯（Elaine St. James）在她的《生活简单就是享受》（*Simplify Your Life*）（1994）一书中给出了一些非常好的用于尽量减少开支的建议，让你有更多时间享受生活。这些建议包括：以低于你的收入生活，重新思考你的购物习惯，并减少你对商品和服务的需求。还有另一本对削减开支有很好建议的书就是帕特里克·范宁（Patrick Fanning）和希瑟·加诺斯·米奇纳（Heather Garnos Mitchener）写的《**简化生活的50种最佳方式**》（*The 50 Best Ways to Simplify Your Life*）（2001）。作者给出了很多打破花钱习惯、聪明而简单地购物、明智地投资等实用的提示，以帮助你缩减开支。虽然这一章并不是关于如何减少开支的，但总体思想是要从削减预算的角度来考虑，这样你就可以有更多的个人**时间**，而不是增加工作时间来赚更多的钱，从长远来看，这将会消耗你更多的生活单元。

／现在就去拥有生活！

如果你还在等退休或"某一天"空出时间去做你喜欢的事情，可能为时已晚。如果你和数百万的人一样，认为必须要牺牲现在来确保有一个舒服的退休生活，你可能会在拉尔夫·华纳（Ralph Warner）的书《**拥有生活**》（*Get a Life*）（2000）中得到宽慰，它击碎了你需要大量现金才能顺利退休的神话。事实是，享受令人满意的退休生活的机会和金钱几乎无关。把所有的时间都花在为老年生活储蓄上——在这个过程中忽略了家庭、朋友和健康——并不是通往幸福退休生活的康庄大道。就像一位退休人员告诉华纳的一样，"如果你的整个生活以工作为中心，那么当你的工作停止时，你的生活也就停止了"（p.71）。

当然，计划未来并为经济筑巢是很重要的，但过度投资于金钱，而在其他使退休生活充实的因素上投资不足，是没有意义的。与其把所有的时间花在发展未来的经济资源上，不如把这些时间花在与工作无关的生活上，为工作停止后过与工作无关的生活做准备，这样更明智。

怎样才能实现成功的退休？华纳列出了一些现在就可以投资的"商品"。首先，培养你的好奇心。现在是学习一些新技能的时候。如果你现在无法培养自己对知识的渴望，你认为当你年老的时候过单调无聊生活的可能性有多大？其次，投资你的健康。现在就是锻炼身体、学习健康饮食习惯，或戒烟的时候。把你的时间和精力放在你的身体健康上，比为疗养院存钱更明智。最后，保持身体的活力。学习结交各种年龄段的新朋友。如果你不花时间与朋友们共进午餐，或者你没有精力去结交新朋友，当你退休的时候，你将与谁共度时光？对于家庭也同样如此。菲莉丝·迪勒（Phyllis Diller）曾开玩笑说，对你的孩子们好一点很重要，因为他们最终决定把你安置在哪个养老院里！撇开玩笑不谈，如果你现在不把时间花在孩子和家庭上，你怎么能指望他们之后会在你身边？这对年轻孩子的父母来说尤其如此。**现在**就花时间和他们在一起。你将永远是一名治疗师，而作为一个亲力亲为的妈妈或爸爸，就只有几年的宝贵时间。寻找有意义的兴趣。现在去参加烹饪课、潜水课、木工或西班牙语课，而不是以后。你不需要像投资生活的其他方面一样去投资你未来的财务状况。总而言之，要有自己的生活，并且是**现在**就去做！

我的一个来访者，在他只有 40 多岁的时候就停止工作了几年，他曾说过"逐步退休"。他不想等到 65 岁才去做他想做的事情。每过几年，只要有机会，他就会休息几年，参加所有那些他打算在"某一天"去参加的活动。我一直很喜欢这句话，"逐步退休"。在你的生活中注入一些小"退休"是为了拥有现在的生活。

当然，为退休做好准备不仅仅是现在去做你想做的事情的唯一原因。然而，如果告诉你自己这是对你未来的投资，有助于你报名参加西班牙语课、与朋友共进午餐、或去爬山，那就去做吧！不管你开始"逐步退休"的理由是什么，都不重要。**现在**就去拥有生活吧！

我曾与我的一位同事交谈，她是一位精力充沛、充满活力的精神科医生，她将在几十年后退休，我提到华纳关于准备退休的书《**拥有生活**》。"我有自己的生活"，她反驳道。的确如此，她有非常多的兴趣，并参加了很多的活动，我很好奇她怎么有那么多的时间去做这些事情。值得一提的是，她没有等到自己停止工作了之后才开始学西班牙语、去遥远的地方旅行、看望孩子和孙子、看书、参加游泳比赛、参与积极的社交生活、与朋友共进午餐，或参加任何其他活动。她很投入，很有兴趣，也很积极——无论是在她的外部生活还是工作中。她对新手咨询师的建议是什么呢？"要有一个充实的、支持性的、有趣的个人生活，并包含'变换节奏'的活动。"

拥有生活并不只是关于投资成功的退休生活或给你喜欢的活动留出时

间。它也是给你自己时间去享受那些时刻的到来。就像安娜·昆德伦（Anna Quindlen）在她的《**幸福生活小指南**》（2000）一书中所说，"生活是由一些瞬间组成的，是在漫长的灰色水泥中闪闪发光的小块云母。如果它们不经召唤就来到我们身边，是非常美好的事情，但特别是在我们大多数人现在所过的忙碌生活中，这是不可能的。我们必须教会自己如何为它们腾出空间，爱它们，并且去生活，去真正地生活"（pp.41-42）。

去拥有生活！

自我评估

虽然这个练习起初似乎更适合私人执业的咨询师，但即使你是全职的工作人员，它依然会对你有所帮助，尤其是当你希望减少工作时间，或你在常规工作之外还有一些额外工作的时候。对你目前所从事的每一项工作进行成本效益分析。对工作的每个小时，计算它能在"金钱"方面给你多少，在"生活"方面消耗了你多少。扣除税收、常规性支出，以及其他附带费用，以获得你收入的真正价值。对于每项工作，都问问你自己：

● 当我把文书工作、电话、旅行时间、来访者取消咨询、来访者缺席等因素都考虑在内时，我每个小时究竟能赚多少钱？

● 在心态、健康、家庭关系——"生活"方面，它让我付出了什么代价？

活动	每小时真正的收入	生活成本

● 是否有一些活动的收益不值它所付出的代价？

● 多少钱才够？

● 有哪些缩减开支的方式？我能减少哪些开支，这样我会有更多时间做我喜欢的事情？

● 我现在可以投资哪些"东西"来实现成功的退休？

☐ 好奇心

☐ 健康

☐ 朋友

☐ 家庭

☐ 兴趣爱好

● 可以采取哪些具体的步骤来做到这一点？

"不管你开始'逐步退休'的理由是什么，都不重要。现在就去拥有生活吧！"

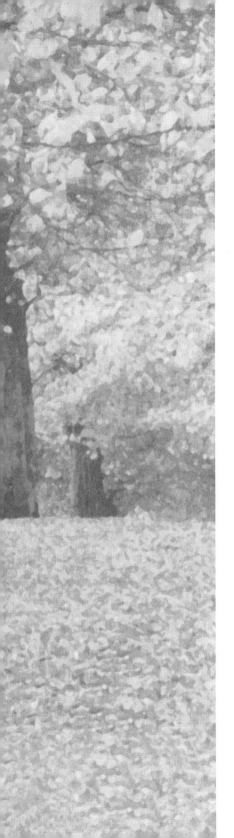

第 **7** 章

让日程表成为你
最重要的工具

时间就是生命……掌控你的时间就是掌控
你的生命并充分利用它。

——阿兰·拉金，
《如何掌控自己的时间和生活》

Time is life... to master your time is to master
your life and make the most of it.

—Alan Lakein,
How to Get Control of Your Time and
Your Life

你将如何拥有生活？把那些你喜欢的活动记在日程表上，把那些消耗你精力的活动取消掉。在本章和下一章，我将讨论为积极的活动留出空间，在第 10 章、第 11 章和第 12 章，我将详细阐述如何摆脱"能量消耗者"。

/ 把它放到日程表上

只把对你来讲重要的活动安排到你的日程表上。简单吗？是的。如果某件事写在你的日程表上，你就会去做。如果没有，它就不会被完成。跟大多数的上班族一样，你可能会依靠预约本来记录你的委托，以及你在特定的时间要去的地方。伍迪·艾伦（Woody Allen）曾说过，生活的大部分事物都是"突然出现"，而我们大多数人都习惯于突然出现，为预约本上的任何事情赴汤蹈火、在所不辞。

几年前，我和几位医生一起为其他医生开展一个关于改善与病人沟通能力的工作坊。其中一位医生问道："我怎样才能建立融洽的关系？我没有时间和每个病人一起解决他的问题。我只有 15 分钟时间，而且赶着见一个又一个的病人。"我将会永远记住工作坊里其中一个带领者的回答，他是一位备受尊重且充满爱心的医生。"是谁在控制你的日程表？你可以选择每 15 分钟安排一个病人，也可以安排半个小时甚至更长的时间。你得**作出选择**。"

这就是关于选择的问题。我们每个人每天都同样有 24 小时，由我们自己来决定每个小时里做什么。当然，日程表是你如何支配时间的操作性定义，就像你的支票簿反映了你如何花钱一样。看看你的预约本，搞清楚怎样给那些你想做的活动腾出时间，并把它们安排进去！

洛伊斯是一位有个年幼女儿的治疗师，她会在本子上简单写下她孩子的名字伊丽莎白，就像写下她来访者的名字一样。另一位咨询师在空白处写下她自己的名字，并以与她对待预约的其他人同样的方式尊重她对自己的承诺。你所要做的事情就是在时间旁边记下你要做的事情。并不是要和一个特定的人"约会"才算数。你可以列出活动，以及人的名字。条目可以包括"写作""游泳""文书工作"，或任何其他数量的工作或非工作相关的活动。**如果不在日程表上，你就不会去做。**就这么简单。

希瑟是一位有出书合同的心理学家，她为自己找不到时间写作而感到挫败。她有两个孩子，她很喜欢花时间跟他们在一起，但她还有非常繁忙的工作。她总是渴望在繁忙的工作和家庭生活之间能有"零星的时间"，在这些时间里她就能写书了。我知道写书是一项多么耗费精神的事情，我能说她在为自己无法履行合同而设置陷阱。如果写书对她来讲很重要，她需要每周空出至少一个上午或一天的时间来写作，**并锁定这段时间**。如果你真的想做一件事情，那就在你的日程表上写下来。不要等到你"有心情"或者等你有"空闲时间"的时候再去做。这是不可能的。

很多像希瑟一样的治疗师报告说他们经常感到挫败。他们从一个预约忙到另一个预约，觉得自己没有时间回电话、做文书工作或处理意外事件或紧急情况。治疗师鲍勃列出的主要压力是"文书工作和回复电话，中间没有休息地见病人"。实际上，时间压力是治疗师压力源清单中的大头（Nash，Norcross，& Prochaska，1984）。

如果是极端的工作压力，仅仅 20 分钟就会产生破坏的迹象。在一项研究中，被试赶在一个重要会议之前，只有很少的时间去回复备忘录和信件，而且不断被电话和说话很慢的员工打断，他们开始出现明显的紧张迹象，包括坐立不安、易怒、小声嘀咕，甚至对秘书说脏话（Tett，Bobocel，Hafer，Lees，Smith，& Jackson，1992）。如果仅仅几分钟的极端压力就能带来这些症状，想象一下每周这么做40个小时，或这么做更长的时间会是什么后果。在你开始对你的同事发火大叫之前，要安排好休息时间！

很多的临床工作者像鲍勃一样，把自己的时间安排得非常紧，以至于他们最终对电话、行政细节以及其他事情的"闯入"而感到非常有压力。如果这些只是工作的一部分，就为它们安排好时间，这样你就不会像鲍勃和希瑟一样，最终因为"无法适应它们"而感到挫败。非工作相关的活动也是如此。佩妮是一位热爱电影和戏剧的治疗师，她很珍视和女儿们的关系，她给自己和孩子们买了演出季票，每周抽出一个下午的时间和他们一起去看电影，从而为这两件事情腾出时间。她并不等到有时间才去做。她只是简单地**安排**好时间，把它写在日程表上，然后去做！即使是那些打卡上下班的治疗师，很难对他们的时间表有那么多的控制感，也可以做出一些调整，然后透口气。

／ 在你的日程表中创造开放空间

我曾听闻有人将平衡的生活比作一个分成三等份的饼：1/3用于生活工作，1/3用于人际关系，1/3用于"我"的时间。虽然大多数人并不会把1/3的清醒时间用在"我"的时间上，但很多临床工作者的情况甚至更糟糕。他们给自己的可操作空间非常小。图形艺术家安蒂亚（Antia）讨论了在设计周围留出"空白"的重要性，否则会显得过于杂乱。对时间来讲也同样如此。在你的一天中留出一些空白，为意外和预期的事情留出空间。咨询师朱莉发现，当她每天至少空出一个小时的时间，而不是把每个小时都排满来访者的时候，她感到自己是休息的、放松的，而不像她平时那样匆忙。此外，她能够成为一名更有效的治疗师，因为她可以全神贯注于她的来访者，而不是担心她何时做文书工作或者回电话。

节奏是非常重要的。找到适合你的节奏，然后以这个节奏去工作，而不是逼迫你自己。我已经听说，最佳的节奏是介于"荒废"——太少和"耗竭"——太多之间（Tubesing，1978）。弄清楚你的节奏，并相应地计划你的一天。当今有很多的治疗师，不再按照传统每个小时工作 50 分钟，在不同来访者之间进行简短的休息，而是收紧他们的时间表，把来访者放在日程表的每个 45 分钟里，中间没有任何休息。当然，他们每天能见更多的来访者——但这对他们自己和他们所治疗的人来说都是一种损失。一些从业人员经常没有休息时间吃午饭，这样的节奏让他们非常疲惫、饥饿和有压力。如果你将一天安排得这么紧凑，以至于你没有空间处理日常的文书工作，以及突发的紧急情况，创造空白是非常重要的。

在你的日常安排中创造工作休息时间。职业倦怠领域的专家建议，自由使用这些休息时间作为缓冲压力的手段，给你自己时间和空间来放松和宣泄情绪（Maslach，1986）。雷蒙德·福勒（Raymond Fowler）博士（2000）在他 2002 年退休前连任了 13 年的美国心理学会首席执行官，他是强烈主张建立休息时间的人，并强调良好的时间管理并不意味着每时每刻都在工作。

在你的日程表上创造开放空间的另一个理由是，如果你没有这些时段，那么你就不能用你喜欢做的事情来填补它们。如果每分钟都安排得井井有条，就没有任何空间去上计算机课、去健身房、晒太阳，或者任何其他你想做的事情。为你喜欢的事情留出空间。

/ 每当你在日程表上加了什么东西，就减去一些其他东西

一旦你找到适合你的节奏，你可能会被诱惑着用更多的活动来填满你的

一天。即使你日程表上的每件事情都很重要，都很有意义，你仍然必须做出选择，确定优先次序。一个有用的小提示是，每当你想在你的日程表上加些新的东西，你都需要减去一些东西。当然，当你加入来访者名字的时候，你会很自然地这么做。比如，你不能填满周三上午 10 点的常规预约，直到占据该时段的来访者终止咨询，你才能把这个时段给其他人。对于那些结构化程度不高或不明确的活动，你可能会被诱惑去承担更多的项目，而不先实现你日程表上的其他承诺。如果你这么做了，你就会在日常工作之外有其他的负担。希瑟就是一个很好的例子，她试图把写书加入她已经很忙的日程表中，而没有先给它留出空间——结果可想而知。不要接手新的项目，你将会"把它们装进去"。先清理空间，来为它们腾出空间。对于你所接手的每一个项目，都要先拿出一些别的东西来。

/ 你可以做所有事情，但切勿同时进行

当希瑟审视她已经非常忙碌的日程表时，她意识到自己实际上没法每周空出一两个上午来写她的书，并赶上截止日期——至少，今年没有。是的，她可以减少和孩子们在一起的时间，但她选择不这么做——至少，现在不这么做。她决定，对她这个人生阶段来讲，完成这本书不是首要任务。她打算几个月内搬到另一个城市，并已经计划缩减她的工作。当她减少她的工作负荷时，她就能为写书留出空间。

完成所有的事情是可能的，但不是同时进行。这么做的推论是，每次只接手一个主要的项目。直到这个任务完成后再开始新的任务。你可能会被诱惑着去做太多的活动，所有这些活动都是你喜欢的，但你最终可能会感到疲惫和焦躁不安尽。比如，莉莎在工作中开始了一个新项目，需要她付出大量的精力。她还要去参加一个资格考试，将会给她在工作上带来更多的灵活性。这个项目和考试对她来讲都很重要。然而，就像希瑟所做的那样，她决定等

到一个项目稳固后再开始着手另一项需要大量精力的重大任务。众所周知，在特定的时间内，你的生活变化（甚至是好的变化！）越多，你就越容易产生压力和疾病（Holmes & Masuda，1974）。一次只承担一个主要项目或活动是有必要的，无论它是多么的刺激、积极和有意义。否则，你会得不偿失。

这章主要关注的是如何为对你来讲重要的事情腾出时间。下一章将进一步地探讨这个主题——如何在你的日程表上增加更多积极的活动。

自我评估

用看预算的方式看看你的日程表。你能如何为对你来讲重要的事情腾出空间，并减少那些消耗你精力的活动？

- 我需要把哪些积极的活动放到我的日程表上？

- 我需要清除哪些消耗精力的活动，来为这些积极活动腾出空间？

- 我可以在哪里为我的日程表创造更多的"留白空间"？

"有人将平衡的生活比作一个分成三等份的饼：1/3 用于生活，1/3 用于人际关系，1/3 用于'我'的时间。"

"节奏是非常重要的。找到适合你的节奏，然后以这个节奏去工作，而不是逼迫你自己。"

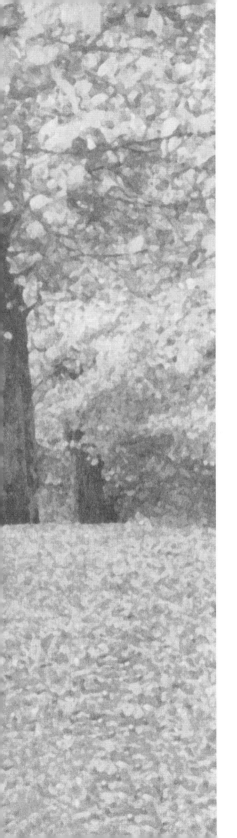

第 **8** 章

多样化，多样化，多样化

多样性是生活的调味品。

——威廉·考珀

Variety is the very spice of life.

—William Cowper

在上一章中，我谈到了对你和你的来访者而言，在你的日程表里为你喜欢的事情留出空间的必要性。我强调了总体上拥有平衡生活的重要性。本章是关于如何在你的职业生活中获得平衡。如何能用刺激和更新你的活动去填充你的工作生活，持续给你的电池充电？经过实践检验、研究表明，成功治疗师的自我照顾策略之一是专业活动的多样性以及协同性（Norcross，2000）。这意味着当你在工作的时候，你做的事情要有多样性。无论你多么热爱你的工作，如果你日复一日地做同样的事情，没有任何变化，最后，你将会到一个平稳期。在最好的情况下，工作将会显得老掉牙和例行公事，最坏的情况下，它会显得无聊和令人厌恶。根据工作的复杂性，如果保持不变，过上 3 ~ 5 年的时间，掌控感和挑战感就会被厌烦的感觉所取代（Bardwick，1988）。因此，如果你在过去的 3 年里一直反复做着同样的事情，你就很有可能出现平稳的停滞。如果你想保持对自己和你的来访者全身心地投入和活力——有不断的变化和学习新的东西是必不可少的。

"我无法集中注意力听我的来访者在说什么。"

"我一直在看时间，直到咨询结束。"

"这很简单，我闭着眼睛都能做到。"

"一旦你见过一个患有进食障碍的来访者（酒精成瘾者、愤怒的青少年、抑郁的母亲……），他们一开始听起来都很像。"

"我不觉得做心理治疗像之前那么令人振奋了。"

"我不认为我可以在我的余生中一直做这个。"

"如果我不得不再听一个来访者谈论她的抑郁（焦虑、婚姻等），我就要吐了。"

如果你发现自己有这样的感受，不要惊慌。这仅仅意味着你已经到达了停滞期，在你的工作中需要更多的多样性和刺激。你是否记得自己第一次开始工作、参加活动时的情绪——期待、紧张以及做你从未做过的事情时的兴奋感？一些新手治疗师甚至把它比作初恋的感觉。它是新鲜的、令人兴奋的以及与众不同的——与之有关的一切都很刺激。你对它欲罢不能。然后，新鲜感渐渐消失，它变得更加常规，甚至对一些人来讲变得乏善可陈。这就是所谓的停滞状态。最初的高潮持续很短的时间，然后是一个"工作就是工作"的阶段。大多数人在做同样的事情 3 年后就停滞了。你如何才能为你的工作持续增加热情和点燃火花？为了在个人和专业上继续成长，必须持续进行新的学习。让我们一起来探索一些策略，使你的职业生活多样化并保持有趣。

/ 对不同类型的病人和问题进行多种形式的治疗

即使你每天大部分的时间都在开展治疗，你也可以通过做不同形式的治疗来改变你的工作。除了个体治疗以外，你还可以同时做伴侣或家庭治疗。这当然需要不同的心态以及工作方式，可以轻松打破一个接一个地见来访者的困境。团体治疗是另一种治疗形式，它提供了一种节奏的变化，让你摆脱不断见来访者这样的惯例。参与多种类型的治疗扰乱了治疗的节奏，为你的工作增加多样性和新鲜感。然而，并不是每个治疗师都适合与伴侣、家庭或者团体一起工作。非常重要的是，你要去探索最适合你独特优势或舒适程度的选择。即使你选择只做个体治疗，也要通过变换坐的位置来打破单调乏味。

取向的多样性也可以提供亟须的刺激。尽管你可能热衷于一个流派的思想，但正如我的一个朋友所说，有一个"技巧库"，有助于你摆脱可预测的常规。崇尚折中主义理论取向，不仅让你能够根据来访者的需求调整工作方式，而且能提供多样性。我发现自己在一天内用不同类型的技术和疗法时感到最有活力，从行为取向到心理动力学取向。在几个小时的时间里，我可能在这些角色中交替：教育一个妈妈育儿技巧、探索一个梦的意义、积极调解一对伴侣，或者仅仅是给来访者提供一个安全的空间去哭泣。

你也可以通过和不同类型的来访者以及问题工作来"换挡"。一些治疗师因为专攻一个领域，被认为是该领域的专家，很快就开始在他们的专长领域里接收转介，从而使自己工作倦怠了。虽然你可能有一个或几个专长的领域，但很重要的是，不要让自己被分类，因而最终把自己限制在一种类型的病人或问题中。欧文·亚隆（Irvin Yalom）是一位有 40 多年经验的治疗师，在他的《**给心理治疗师的礼物**》（*The Gift of Therapy*）（2002）一书中指出，如果治疗师在充满痛苦的领域过于专业化，比如一直面对垂死的病人或严重的精神病患者，就会士气低落。在对心理治疗师的建议里，他推荐他们在实践中保持平衡和多样性，以带来更新的感觉。

我的一个朋友在城市的两边各有一个办公室，每个地方的来访者都有明显的不同，反映了两个地理区域的人口结构。在一个地方，她主要见蓝领工人，而在另一个地方，见富有的、受教育的、中上阶层的高管们。两种环境的对比使她始终体验到新的刺激。除了社会经济地位不同，她还可以见到不同年龄和问题类型的来访者。

很多治疗师说他们的专业更新是对不同临床人群做心理治疗的结果。当一些实践者变换工作以及在不同的环境里工作时，可能会很自然地做到这一点。然而，如果你是私人执业，你可能得积极寻找新类型的来访者。在另一个环境中做兼职，在某个机构做志愿者，或者做几个小时的公益咨询，这些都是临床工作者为他们的职业生活增加多样性的方式。

/ 参加各种工作活动

"我永远都不可能成为一名治疗师。我无法想象每天花一整天的时间来倾听人们的问题"，经常有人这样告诉我。"你是怎么做到的？"问题的答案是，我做不到。心理治疗只是临床工作者所做的众多活动之一，你可以通过交替进行这些活动来增加你一天生活的多样性。每当有人问我喜欢心理学什么，我通常会提到在这个领域里可以做的各种事情：心理治疗、评估、研究、教学、督导、咨询、公开演讲、管理或项目计划。这些都只是开胃菜！你能从事的任务数量只受限于你的想象力。

对自己工作最满意的从业者是那些不用整天开展治疗的人——比如，学者或者行政人员（Norcross & Guy，1989）。他们对自己希望见多少来访者以及什么时候见有很大的控制权。虽然全职治疗师可能没有这些人那么有回旋余地，但他们仍然可以在工作活动中享受一些多样性。就像一位从业超过 40 年的心理学家以及心理动力学治疗师莫里斯·伊格尔（Morris Eagle）（2001）所说，"我无法想象，除非我的生计完全依靠于此，否则我无法全职做心理治疗。我并不认为在那样的情况下，我能够或者将会成为一个有效的治疗师。我经常好奇，那些每周处理 40 个或者更多个案的治疗师怎么可能有效。我知道我不可能做到"（p.37）。

研究证明如此。正如我在第 4 章提到的那样，导致职业倦怠的并不是工作时间的多少，而是直接与病人或来访者接触的数量（Maslach，1982）。当我问治疗师每周见多少来访者而不感到耗竭时，没有一个临床工作者说接近 40 小时。回答为 15～30 小时不等，只有一个人说了 35 小时。当问及他们认为每周**最理想的**来访时长时，他们的回答为 10～30 小时不等，大多数治疗师认为 15～20 小时是最理想的。尽管绝大多数的从业者每周只能接待 20 个左右的来访者，但很多人的时间还是被治疗预约填满了，耗尽了他们自己的精力，也剥夺了病人可以感受到治疗师有效的在场（effective presence）。

如果你在治疗中感到参与度不高、反应迟钝、精力不足，那么是时候在你的日程表里引入一些不同的活动了。保持多样化！不要把所有的鸡蛋放在一个篮子里！

/ 将你所爱与专业活动相结合

哈里是文艺复兴者的典范。他是一位富有爱心和奉献精神的心理治疗师，也有很多其他兴趣。他是一个非常有天赋的音乐家，早年大部分时间都在追求音乐，同时担任临床工作者。在晚年，他专注于摄影和绘画，每周花一半的时间见来访者，另一半时间追求艺术，他曾在画廊和艺术展中展示过这些作品。

珍是一位很有天赋的女演员以及喜剧演员。她也是一位心理治疗师。她将对表演的热爱与心理健康的热爱结合起来，开展关于使用幽默的工作坊。她的同事也有表演天赋，她在工作中利用心理剧，指导年轻人表演各种心理主题。

马克将他的心理学教育和他对政治的热情融为一体。他积极参与立法活动，并在推动一些心理健康法案的通过上发挥了作用。他热衷于钻研立法机构的来龙去脉，并利用他在心理健康方面的知识来实现改革。

尼娜将她对诗歌的热爱带入她的工作中。她经常为来访者写诗，并在治疗中使用。她也为各种重要的心理健康议题写诗，其中有些已经在全国性的会议上宣读。

洛蒂将他对电影的热爱和对心理学的热爱结合起来，制作各种心理治疗主题的视频。

戴维是一个自称计算机呆子的人，把大部分的时间都花在编写计算机程序上，包含大量的心理健康主题。他还将对计算机的热爱融入他工作的其他方面，无论是创建一个账单系统，还是探索在互联网上开展治疗。

莱斯莉在大学主修创造性写作和心理学，她在工作中同时利用了自己的兴趣。她喜欢写作，无论是准备演讲还是撰写文章或书籍。

有太多的方式可以将你的才华和技能融入你的工作中，为你提供多样性，让你不断保持新鲜感，并对你的来访者做出回应。如果你觉得自己想做一些不同的事情，请集思广益，思考如何为你的工作带来新的东西，以及你如何将其与你的兴趣爱好结合起来。

/ 不断追求新的学习

研究表明，快乐、投入以及有活力的治疗师会经常利用教学、研究、督导和咨询来保持自己对工作新的思考方向（Ronnestad & Skovholt，2001）。不断学习新技能和方法本身就是一种刺激。与我交流过的大多数心理健康专业人员都强调新的学习对于帮助他们保持热情，并参与到与来访者的互动中的重要性。学习很像心理治疗，它是一个过程，而不是一个最终产品。无论你是从工作坊还是自己的错误中学习，它都帮助你以新的方式看待你的来访者。持续的学习会使你保持热情、参与和兴趣——所有这些在处理你的个案时是必不可少的。幸运的是，有很多形式的机会来获取新的信息。治疗师们强调利用继续教育的机会来使自己恢复活力的重要性。阅读、上课以及参与和同事的对话是其他增加知识的"康庄大道"。

当然，大部分的学习都发生在你所治疗的人身上。我已经从我的来访者那里比从书上学到了更多关于人类行为和心理治疗的知识。这可能是陈词滥调，但我的来访者是我最好的老师。正如很多临床工作者以这样或那样的方式所说的，作为一名治疗师，最大的回报之一就是他们自身的个人成长，即来访者对他们的教育。

　　你的来访者不仅教你了解生活，你也总是能从你可能没有机会体验的领域中获得学习。你可以了解空乘、医生或铺地毯工人的学习生活的私人细节；你可以了解公司、政治以及教育制度的内涵和外延；你可以了解不同的文化和宗教团体；你可以了解青少年和老年人的秘密与担忧；你可以了解新的餐厅、爵士乐队、徒步路线以及度假胜地。你每天都在学习新的事物，你越是多样化，学到的就越多。

　　多样化，多样化，多样化！

自我评估

● 以下哪些建议我能用来多样化我的工作？

□ 对不同类型的来访者行为进行多种形式的治疗

□ 参加各种工作活动

□ 将我喜爱的东西和专业活动结合起来

□ 不断追求新的学习

"如果你想保持对你自己和你的来访者全身心地投入和活力——有不断的变化和学习新的东西是必不可少的。"

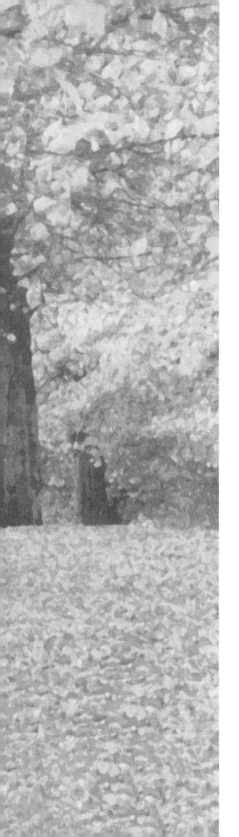

第 **9** 章

简单化，简单化，简单化

历史上每个主要文化中的智者都发现，幸福的秘诀不在于得到更多，而在于想要更少。

——伊莱恩·ST. 詹姆斯，
《生活简单就是享受》

Wise men and women in every major culture throughout history have found that the secret to happiness is not in getting more but in wanting less.

—Elaine St. James,
Simplify Your Life

前面几章主要关注的是在你的生活里增加活动，来让你以想要的方式生活。接下来的三章是关于消除那些带来压力的事情。本章是关于清理生活中让你疲惫不堪的事情，让你有时间过上你应得的平衡、有价值的生活。如果你觉得没有时间或精力去做你喜欢的事情，你并不是一个人。时间压力、过量的工作负荷以及巨大的责任感是治疗师最常认可的三个职业危害（Kramen-Kahn & Hansen，1998）。68% 临床执业的心理学家将"过多的文书工作"和"没有足够的时间履行所有义务"列为造成困扰和损害的原因（Sherman & Thelen，1998）。不断变化的健康环境所带来的持续要求导致了更多的时间压力和义务，保险公司需要治疗师详细记录他们和来访者的工作。现代科技增加了时间的紧迫性，传呼机①、电子邮件、传真机和手机不断占用宝贵的时间。很多临床工作者在家工作，计算机是持续开着的，他们试图在本该放松的时候去做无止境的文书工作或者回电话。他们过着疯狂的生活，这可能是导致职业倦怠的主要原因（Grosch & Olsen，1994）。时间压力不仅影响临床工作者，同样也影响他们的家人。尽管大多治疗师的子女确信他们父母的技能，比如共情、宽容可能对他们很有帮助，但孩子们谴责他们的父母工作时间过长，而且来访者时不时闯入他们的家庭生活（Golden & Farber，1998）。

如何才能简单化你的生活，并将你不想做的事情整理出来，为重要的事

---

① 在作者成书的年代，传呼机是主要的通讯工具之一。——译者注

情留一些空间？你如何才能留出时间来改善你和家人的生活？在这一章中，我想提供一些对我和其他人都有效的、实用而具体的建议来帮助你做到这一点。虽然其中一些想法对于私人执业来说可能比机构环境更有意义，因为在机构环境里你可能没有太多的灵活性，但无论你在什么类型的环境下工作，很多提示都可以加以运用。有些提示为你节省时间，有些为你节省金钱，有些为你减少文书工作，而所有的这些都在为你减少压力。

/ 在家庭和工作中过低维护的生活

我将主要关注如何简化你的工作生活。对于如何在总体上整理你的生活的建议是，我敦促你拿起伊莱恩·ST. 詹姆斯的《**生活简单就是享受**》（1994）或者帕特里克·范宁和希瑟·加诺斯·米切纳的《**简化生活的 50 种最佳方式**》（2001），这两本书我都在第 7 章中提到过。每本书都提供了很多关于放慢脚步和享受对你重要的事情的想法，你无疑会从建立一个简单的柜子到减少家里垃圾的数量，来获得一些有用的提示，可以运用到你的生活中。

为了使你的生活尽可能免于维护，看看你所承担的每项任务，问问自己它有多重要，是否需要完成，以及是否有办法使它更简单、更省时。当你能减少并不重要或不必要的活动时，你就自然为那些对你意义重大的事情腾出了更多的空间。占用你清醒时间的事情可能包括从家务到社交活动，再到与生意相关的责任。如果你在无意义的任务上花费数小时，而没有时间去做那些滋养你的事情，那就想办法如何停止做那些非必要的活动——或者至少尽量减少你在这些活动上工作的时间。例如，如果你一天中大部分的时间都用在上下班或在不同场合之间奔波，你可以像拉里那样，搬到离工作地点更近的地方；也可以像琳达那样，每周只去办公室 3 天，在家做文书工作；或者像珍妮那样，只保留一个办公地点，而不是在多个地方工作。

不要仅仅摆脱不必要的活动，也要扔掉那些不必要的东西，这些东西只会让你更难发挥你的能力。你身边的东西越少，你需要照顾的东西就越少。如果你一两年都没有使用某件东西了，就把它处理掉。拥有一个不杂乱的房子或办公桌也有助于解决精神上的杂乱。文件、小摆设以及其他占据大量空间的东西会不断提醒你需要做什么，而且它们会耗费你宝贵的精神和身体能量——本可以用在你想做的活动上的时间和精力。

为了简化你的工作生活，你可以做的第一件事就是开始减少你花在工作上的时间。如果你不是私人执业，和你的督导一起探讨能减少你工作时间的可能性。当我儿子还很小的时候，我就是这么做的，从每周工作 40 小时减少到 32 小时。我能保留自己的利益，而且在经济上的损失几乎不明显。然而，能有更多时间陪伴孩子的回报是巨大的。当我开始私人执业的时候，我有更多的自由来减少我的工作时间。很多在公共部门工作的治疗师也能减少他们的工作时间。实际上，有些人报告说，他们的雇主往往会很乐意节省开支！然而，如果你是唯一的心理治疗服务提供者，在如今的经济环境下，你或许不总是能这么做。此外，这可能会有其他间接的后果，比如你的领导不认为你是一个"认真"的员工。只有你能评估自己的特殊情况并决定利弊。在这一点上，前面章节中的成本效益分析可能会非常有帮助。

如果你是为自己工作，把你的一天安排得晚一个小时开始（或者早一个小时结束）。你可能会惊讶于这是多么容易做到的事情，并且在生产力和收入方面的差异很小。你将会惊喜地发现，这对你的精力水平和总体幸福感有多么显著的积极作用。如果你很难立即执行这样的改变，每次改变一个小时。当一个来访者结束后空出一个时段，不要再安排任何人到那个时间段里——保持空闲。逐渐减少你的工作时间，直到你每周只花 20～25 小时"工作"。记住，这个范围是我所调查的大多数治疗师所说的理想状态。这为你做其他事情提供了空间，并且从金钱上来讲也是绰绰有余的。20～25 小时（或任何最适合你的数字）还应该包括文书工作、电话以及其他不产生收益的活动。我将在本章后面讨论财务和缩减规模的问题。你的最佳小时数可能多于或者少于 20～25 小时。这不仅仅是小时数的问题，也是你对它们的感觉问题。比如，那些想工作而延长工作时间的医生，与那些工作时间相同但宁愿少工作的医生相比，前者报告的耗竭感明显更少（Barnett & Hyde，2001）。无论你选择什么数字，减少你的工作时间，直到你达到这个数字。对你来说，理想的日程表是你有时间去做所有其他你想做的事情。

减少工作并更享受工作的一个方法是：放弃忙碌的工作。当人们设定必须要工作的时间，很多人用不必要的活动来填满他们的一天，比如打不需要的电话、处理干扰因素、闲聊、再喝一杯咖啡、参加会议，或者任何占用时间但不一定需要做的事情。不知何故，人们把时间用完了。放弃杂念将会让你的工作日更令人满意，因为你只会把时间花在重要的活动上，并做你真正想做的事情。

带着你希望在当天完成的具体清单去上班，完成那些任务后再离开。不要岔开去做别的事情。让你的清单尽可能**简短**和**现实**。如果你的待办事项上一直有 20 件事情，但只完成了 2～3 件，你最终只会感到挫败。如果你一直看着同一张清单（或你带回家的公文包或一桌的文书工作），你会为没有完成它们而感到内疚。相反，要逐渐减少清单上条目的数量。如果它们都**必须**完成，那么你需要搞清楚必须取消哪些约定，来为那些优先事项腾出时间。

尝试一次只进行一项活动。边打电话边记录可能会也可能不会比一次性集中精力做一件事情更有效率，但以狂热的节奏工作只会增加失控感。你的待办事项清单上的事情越少，一天中的空白就越多，你的感觉就会越好。

如果一项任务实在很困难或太麻烦，就不要做。很多时候，你可能花大量的时间和精力在那些看起来并不怎么有进展的事情上，还带着这样的想法：如果更努力地尝试去做，你最终就能够完成它。并不一定要完成一些杂活，而且从长远来看，如果你放下那些事情，并专注在能顺利进展下去的事情上，生活将会变得简单很多。如果它不容易或需要太多的精力去维护，就不要再做了！

　　值得注意的是，"家庭维护"以及"院子里的工作和家庭外的维护"是中年人在 9 个月内最经常列出的两个日常困扰（Kanner，Coyne，Schaefer，& Lazarus，1981）。研究还表明，这些日常生活中的小麻烦实际上比剧烈的生活改变更能预测心理和身体上的痛苦（DeLongis，Coyne，Dakof，Folkman，& Lazarus，1982）。一个不愉快的遭遇，一台卡住的机器，交通堵车或等很长时间——所有的这些小麻烦都会带来很大的压力。

　　尽可能争取在家里和工作上过低维护需要的生活，并定期审查你的习惯，找出如何简化你的生活来给你喜欢的事情、那些对你有意义的事情，以及那些对你整体心理健康和福祉至关重要的事情留出时间。

／保持简单、糊涂！

　　K.I.S.S.（*Keep It Simple*，*Stupid*：保持简单、糊涂）这组首字母缩写非常适用于心理治疗职业。心理治疗可以是最简单和最省事的职业之一，但很多从业者让它变得非常复杂。任何在过度拥挤的机构工作过或使用过临时办公室的人都知道，从本质上讲，你唯一需要的工具——除了一盒纸巾外，就是你自己、几把舒服的椅子、一个预约本，以及用来保存记录的文件夹。若你是私人执业且有自己的办公室，你当然希望有更多的家具，包括一个存放文件的地方，以及个性化的文具、业务和预约名片、一台电话、来访者信息和管理型医疗表格，尽管这些表格是选择性的，取决于你喜欢如何执业。**这就是全部**。你并不需要一台计算机、一台传真机或一个秘书。你不需要很多办公室。你不需要花宝贵的时间用来填表格或和保险员讨价还价，你也不需要雇佣什么人来帮你做这一切。只要保持简单！你所要做的就是你所接受的训练——成为一名治疗师。

很多年前，在计算机还没普及之前，我参加了一个午宴，当时有一些治疗师在场。其中一位在吹嘘他所建立的计算机系统，这样在每天结束的时候，他只要花一个小时来输入他的笔记并记录他的账单——这是在每周花几个小时发送账单和记录经济收入之外的时间。每周花 5～10 小时在账单上是有效的吗？房间里所有其他用手写笔记和结算账单的治疗师都感到不可思议。他们每天不需要多留一个小时来做文书工作。他们只是在咨询之后简单地手写一些记录，而"开账单"在大多数情况下包括每个小时结束后收到来访者的支票并记录金额：不邮寄发票。这就是全部。为什么要将简单的事情复杂化？保持简单、糊涂！

就像你并不需要一台计算机来管理你一样，你也不需要一个花里胡哨的组织者。如果你有的话，就摆脱它，除非它真的让你的生活更轻松。很多年之前，我在生日的时候收到了一个漂亮的大型日程计划表。我很想把它利用起来，但是发现这对我来讲完全不切实际。它占用太多的空间，我不能把它放进我的钱包里或带着它到处走。遗憾的是，我把这个礼物退了回去，并换成了我能用的东西。我继续使用我 6×4 英寸的预约本，它足够小，能到处带着。它还有一个按字母顺序排列的电话表部分，我能记下来访者的号码，这样当我不在办公室的时候就可以回复他们的电话。虽然记事本意味着组织你的生活，但它实际上可能会让你的生活变得更复杂，因为（a）它太笨重以至于无法随身携带；（b）如果你没带着它，你就无法当场预约；（c）如果你必须查看你的日程表或打电话给你的秘书来回复电话，就会占用不必要的时间。

这个系统对我来讲是有用的。我的其他同事可能有更简单、更不复杂的系统。约翰用一个更小的笔记本，他总是放在他的衬衫口袋里。碧娜有一个大日程表，一直放在她的桌子上。她只在自己的办公室接受预约，并告诉来访者只在那些时间里给她打电话。桑德拉甚至没有预约本，所有的时间安排都是通过她的秘书来完成的。唐更喜欢他的笔记本电脑，他一直带着它。弄清楚哪个系统最适合你，并选择最简单、最容易的系统来满足你的需求。请记住，保持简单！

就像开票、记录和预约一样，看看所有你工作的其他方面，并集思广益，用最不复杂的方式来完成你的日常活动。

/ 最少化文书工作

减少你必须处理的文书工作量可以大大简化你的生活。记录、归档和其他行政工作并没有多难，或需要占据很多的时间。毕竟，你只有一个人，你每周最多记录 20～30 个来访者的情况。你需要多少额外的时间来做这些呢？你并不需要一个系统或一个组织者来管理你！如果你花大量的时间填写无休止的表格，或者不得不雇人帮你做这些事，那么可能是时候重新思考你的执业情况了。我想谈谈在摆脱"杂乱无章"的东西这方面，对他人和我来讲都有效的一些事情。

在我开始私人执业之前，我在一个机构工作，这个机构有一个秘书负责所有的账单。我并不关心细节，我认为与保险公司打交道是一项难得吓人的、神秘的、复杂的任务。很多新手治疗师也有同样的感觉。我向他们保证，如果他们能通过研究生院的学习，他们也许可以填完一份保险单。我使用的发票表格非常小而简单，是我从其他治疗师那里"继承"的。这个超级账单上面有我的名字、地址、电话、执照以及税号。左边列出了几个办公程序，比如个体治疗、心理测验或者咨询，旁边有一个小方框，我只需要在相应的类别和计费金额边上打"×"。右边是填写来访者的姓名、地址、保险号码以及诊断的空间。底部还有我签名的地方。它有三份——分别是给我的、给保险公司的和给来访者的。因为我已经停止了第三方付费，我进一步简化了程序，现在只有两份，一份给我，另一份发给来访者，如果他们愿意的话可以提交申请。

　　一些保险公司有他们自己的表格，大多是从健康保险索赔表（Health Insurance Claim Form，HCFA）的格式改编而来。当我过去直接向保险公司收费的时候，我需要填写除了服务日期之外的整个表格，并将其复印，然后每月一次把日期写上去。最多的时候，这个任务每个月会占据我好几个小时。现在，我几乎不需要花费任何时间。除了少数情况例外，来访者在咨询的时候支付费用，而且已兑现的支票是他们需要的唯一记录。如果他们希望向保险公司提交报销申请，我会给他们一份发票复印件，并告知他们报销时需要诊断单。在这种情况下，我填写他们的姓名、费用和诊断代码，并在表格上签字，让他们自己添加其他详细信息。我通常在一天开始的时候准备这个，在他们付款的时候亲手交给他们。每次咨询结束后，我在他们的文件夹中有数字编号的纸上写下支付的费用。我的记录程序非常简单。我有三栏：**日期、金额**以及**已付金额**，我会在下面写下合适的信息。如果需要的话，我会在记录后写下备注，"将邮寄"或"将在下周支付"。这样，如果在"已付"一栏下面出现空白，我就知道这并不是因为我忘记录入了。在我以前直接向保险公司收费时，我有四栏而不是三栏：**日期、金额、自费和保险支付**。当我看自己的记录时，我可以一目了然哪些未支付。这很简单，而且你不需要一个会计或计算机学位就能搞明白。我也不用在每个月末浪费时间给来访者邮寄发票，因为他们在咨询的时候就支付了费用。其他临床工作者可能有其他方式来收费和记录付款，但我发现这是最简单且最不费时的方式——更不用说，我使用这个方法时，几乎达到 100% 的收款率。当然，所有这些都假定在只接受现金、没有管理型医疗的临床实践。如果你是私人执业，离开管理型医疗是最终的简化手段，我将会在下一章中详尽地讨论这个部分。

　　就像支付程序一样，写来访者的记录也并不必是一项大工程。很多治疗师等到一天结束时，要么口述长长的咨询记录，让秘书打出来，要么他们自己把这些录入电脑。这个程序不仅效率低而且很耗时，到他们写下记录时，已经是好几天之后，他们并不记得咨询的重要细节了。除了最初的咨询和一些需要详细记录的复杂咨询外，每次咨询后简要记录重点，只需要 5~10 分钟。我试着在见下一个来访者之前，每小时就做一次这样的记录。良好的记录是非常重要的，而最简单的方式是当信息还在你脑海里非常清晰的时候就记录它。此外，如果记录是简短的、手写的，那么在工作日开始的时候，在见来访者之前再去回顾它们会比费力地完成很多文书工作要容易得多。虽然记录可以非常简单，但仍然需要谨慎，保护你自己的同时也是为了你的来访者。艾伦·路易帕克（Ellen Luepker）在她的《**心理治疗和心理咨询的记录保存：保护保密性和专业关系**》（*Record Keeping in Psychotherapy and Counseling：Protecting Confidentiality and the Professional Relationship*）（2002）一书中提供了关于这一话题的很多详细信息。

尽量减少文书工作将在很大程度上简化你的工作生活。几年前，我为一个研究项目做顾问。我对那段经历印象最深的是，工作人员搬来一摞摞的文件夹。所有东西都被复印了好几份，我们经常拿着厚厚的一叠或更多的文件，驼着背走来走去！除了背疼之外，我还记得，光是**查阅**大量的文件就感觉自己被淹没，任何重要的东西都丢失在大量的文件中。无尽的文书工作消耗精力，我就是这样。

传真对于堆山般的信件、备忘录和其他消耗时间、空间的书面纪念品贡献了很大的力量。传真已经变得如此普遍，以至于越来越多的人用它来发送和接收信息，而一个简单的电话就可以做到。邮件也是如此，如果你使用邮件，要有选择性地给别人你的邮箱地址。你可能希望用它来与家人和朋友通信，但你真的想花很多时间查看"垃圾"邮件吗？如果真的是很重要的事情，人们会直接打电话给你。同样的，如果有些事情真的非常必要，他们可以邮寄给你。邮件和传真机非常耗费精力，并且非常耗费时间。虽然他们在某些业务上是必不可少的，但在心理治疗上并不是！

一项对互联网用户的研究发现，人们使用网络越多，他们每天面临的压力和麻烦就越多（Kraut et al.，2002）。重度网民也比轻度网民更孤独，并表现出更多的抑郁症状。尽管很多网络使用的负面影响在 3 年的随访过程中消失了，但他们的压力水平依然较高。无论用户是在处理逐渐增多的邮件时感到压力，很少有时间陪伴朋友或家人，还是他们在处理复杂电脑活动时感到挫败，事实仍然是，花大量时间在网上并不一定对你的心理健康有好处！

范宁和米切纳（2001）引用了一个很多有条理的人处理文件的简单诀窍：每份文件只处理一次，以防它堆积在你的桌子上。与其把同样的文件分类处理，看着它们堆积如山，不如采取以下措施马上处理它们：扔掉、归档、回复、委托处理，或者如果这些工作太耗时，你不能立即处理，就计划好之后的时间去完成。这样做的回报是有一张干净的办公桌，以及最终你内心的平静，没有人不断提醒你需要做什么。

/ 缩减规模，缩减规模，缩减规模

让我们以两个假设的治疗师为例，我称他们为梅利莎和佩妮。梅利莎租了两个办公室，分别在城市的两边，使得她的转介基础更大。她有一个全职的秘书，并加入了很多管理型医疗小组。除了让她的秘书回复她的一些电话以外，梅利莎还有语音信箱，并 24 小时携带传呼机，来处理信息和紧急情况。虽然她的秘书负责处理她的大部分文书工作，但梅利莎还是得自己完成大量的工作，为保险公司填写诊断数据和治疗计划，并与个案管理人（case manager）交谈。对于管理型医疗的病人，她只收到减免的费用。这部分费用进一步减少，因为她还要花额外的时间填写表格、申请和证明疗程，这些过程往好里说很无聊，往坏里说则令人挫败，因为她会被长时间搁置，并与个案经理争论，以允许她治疗她的来访者。她通常每周有五天要工作到晚上 9 点，当她离开办公室，一个人在黑暗、僻静的停车场中行走时，经常担心自己的安全。每个周末，她都要花很多时间来赶她的文书工作。

相反，佩妮每周只有 3 天去办公室，每次于下午 5 点离开，如果在那之前她没有预约的来访者，她会更早离开。她经常在下午和女儿或姐妹去看电影。她不属于任何管理型医疗小组，并在临床实践中采取现金支付的方式。她没有秘书，也没有传呼机。她的来访者只有梅利莎的1/3，但她的日常支出更少（没有员工或第二个工作室），麻烦更少，自由时间更多（没有文书工作或不断传呼）。佩妮每小时的收入还比梅利莎多。梅利莎每个个案的收入较少，但花费在每个个案上的时间更多。佩妮和梅利莎在经济上的收入是一样的。情感成本呢？你来算算看。

更多并不一定意味着更好：更多的来访者，更多的时间，更多的工作。蒂姆·卡塞尔（Tim Kasser）在他的《物质主义的高昂代价》（*The High Price of Materialism*）（2002）一书中，利用多年的经验数据表明，物质主义价值观实际上削弱了人们的幸福感，使他们感到更多的负担。有"更多"的欲望和拥有"更多"的东西意味着他们必须不断地努力工作，一旦拥有了这些东西，就必须持续获得，更换、保证并且升级它们。讽刺的是，物质主义不但没有产生幸福感，反而创造了更多的压力和狂热。

更大也并不一定意味着更好。实际上，你看到的卓越模式，通常是具有个性化服务的小型企业，很少或没有官僚主义。我见过一些组织扩张得很大，以至于它们最后无法运作。我曾见证了一些经营很好的心理健康公司扩张他们的业务，雇佣越来越多的人，工作时间越来越长，结果对客户的服务越来越差，直到系统最终崩盘。

你能有效服务多少个来访者，同时还能给他们提供所需的照顾？你能扩张到什么程度而不伤害自己以及你所咨询的人？怎样算足够？虽然人们倾向于不断扩大规模，想要"更多"，但缩减规模和简化是一个更明智的选择。当你计算真正的时薪及其可能使你在身体和情绪上付出多少代价时，削减成本是很有道理的。

缩减规模并不意味着贫穷、匮乏或者不劳而获，除非"不劳而获"的是你不需要的东西，并且一开始就给你带来压力。比如，为什么梅利莎要有两个工作室？她真的有必要拥有更广泛的转介基础吗？这样的通勤成本和高额日常支出是否值得？而且，为什么她需要一个秘书和传呼机？她可以不用这些吗？当然可以！

好好看看你的开支，然后看看你能清除什么。就像范宁和米切纳（2001）所写的那样，"如果你浪费的每一块钱都会使你的寿命缩短五分钟，你会不会花得更谨慎？"（p.52）。从明显的大条目开始，比如房子和汽车，然后到一些小条目。如果你多开几年你的车，搬到一个更小的房子里，或者和其他人共享一个工作室，你能节省多少"生活单元"？

大条目可能比那些小条目更容易管理。我的好朋友在购物的时候对自己反复念叨这个咒语："想要 vs. 需要，想要 vs. 需要。"当她受到诱惑而冲动购物时，这能帮到她。她一次又一次地认识到，自己并不需要那块新桌布，那双可爱的鞋子，或者最新的畅销书。实际上，她离开商店的几分钟后，她已经忘了这些东西。

研究一下你大大小小的开支，搞明白你能减少或者取消多少条目。在参加了一个关于理智私人执业的工作坊后，我决定运用其中一个缩减开支的原则。我做出的一个小调整是，取消了我订阅的一些杂志。我很快发现，（a）我一点都不想念它们（实际上，保存它们开始成为一个例行工作）；（b）我开始定期收到免费的杂志样本。我发现这种情况也发生在其他条目上。当我减少一项开支时，我发现我并不十分想念它，而且我可以从另一个渠道获得一些我想要的东西。

减少你对特定项目和服务的需求，有时候会让你感到自由。当然，前提是你能确定哪些你所拥有的东西让你的生活更轻松，哪些已经成为负担。如果你决定要通过缩减开支规模来简化你的生活，我之前提到的书在削减成本的策略上提供了一些具体的建议，包括暂停消费以及"凑合"，重新思考你的购物习惯、摆脱债务、打破消费习惯、量入为出，以及投资未来。

　　相信"简单路径"并认识到你生活和工作的优先事项和真正使命，将会以超出你想象的方式帮助你和你的来访者。发生恐怖袭击之后，这样的情绪尤其真实，很多在生活中飞快奔跑的人发现自己被简单的活动所吸引，希望把大部分时间花在有意义的追求上。在下一章中，我将讨论简化工作生活的最佳方法之一：消除管理型医疗。

自我评估

　　为了使你的生活维护成本更低，看看你承担的每项任务，问问自己它有多重要，是否需要全部完成，以及你是否能让它不那么耗时。在目标和财产上也要这么做。

● 哪些任务是我根本不需要做的？

● 哪些任务可以更简单，更不费时？

● 我有哪些多年没有使用的只会导致混乱和需要维护的东西？哪些是我可以去掉的？

● 我可以采用下列哪些低维护率的生活建议？

☐ 减少我的工作时间

☐ 安排晚一个小时开始我的一天

☐ 提前一个小时结束一天的工作

☐ 放弃"忙碌的工作"

☐ 减少我的"待办事项"清单

☐ 一次只做一件事情

☐ 消除那些太难或太麻烦的活动

☐（其他）

● 我是否在使用最简单、最不复杂的方式来完成我的日常活动？

☐ 安排时间

☐ 账单

☐ 记录

☐ 回复

☐ 文书工作

☐ 其他

● 如果没有，我如何能简化这些任务？

"更多"并不一定更好。回顾你在第七章对削减成本的回答。

● 是否还有其他我所忽略的精简方式？

"你身边的东西越少，你需要照顾的东西就越少。"

"减少你对特定项目和服务的需求，有时候会让你感到自由。当然，前提是你能确定哪些你所拥有的东西让你的生活更轻松。"

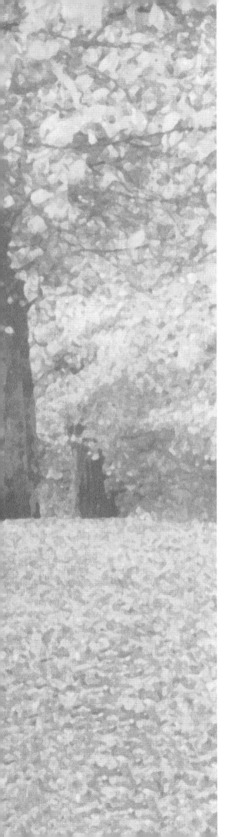

第 **10** 章

消除管理型医疗

（管理型医疗）是对心理治疗的强奸。

——罗纳德·福克斯，

关于管理型医疗

The Rape of Psychotherapy.

—Ronald Fox,

on managed care

如果我只给你提一个建议，改变你的外部环境来成为一名快乐的治疗师，那将会是：和管理型医疗 ① 说再见。这就是为什么我把它单独放在一个章节里，而不是和其他需要从你工作中删除的压力放在一起。除了很耗费时间的文书工作、糟糕的付款流程以及在管理型医疗公司施加限制下的工作所带来的挫败之外，我无须为你一一说明管理型医疗多么有害——对你和你的来访者都是如此。

如果你是一个私人执业者，并感受到隶属于一个管理型医疗小组的有害影响，你并不孤单。在最大的同类研究中，有数千名全职和兼职的有执照的心理学家参与，4/5 的人报告管理型医疗在他们执业过程中所带来的负面影响（Phelps，Eisman，& Kohout，1998）。无论是对于年轻的还是年长的临床工作者，还是对刚毕业的和在职业生涯中比较稳定的人来讲，都是如此。管理型医疗所造成的伦理困境是所有从业者的一个重要关注点。

67% 的治疗师认为管理型医疗是他们的主要压力源（Sherman & Thelen，1998）。工作时间加长，获得的报酬却更少，这只是问题很小的一部分。很多临床工作者觉得他们必须在谋生和通过牺牲来访者的隐私与保密性，还有他们自己的治疗标准来损害他们自己的价值观之间做出选择。同样，

① 管理型医疗是一种通过对大众进行医疗服务配给来控制健康支出的系统。为了减少支出，保险公司通过多种方式来管理病人的医疗服务，比如只批准有次数限制的疗程，要求在允许继续治疗之前对病人的治疗进行审查，设定收费限额，只允许在这些计划中的病人去见遵守这些限制的治疗师，以及其他减少支出的策略。——译者注

这还只是冰山一角，我甚至还没开始提出最终的侵犯，也就是罗纳德·福克斯（1995）所说的"对心理治疗的强奸"。

管理型医疗侵犯了我们作为心理治疗师和人类的道德基础。它贬低了《美国心理学会心理学家伦理守则和行为规范（第一版）》（1953）序言中所传递的价值，即一个职业的价值是通过它对人类福祉所做出的贡献来衡量的。正如劳拉·布朗（Laura Brown）（1997）所说的那样，"这种价值目前正处于濒临灭绝的危险之中。威胁要从心理治疗工作中剥夺生命、活力，以及最重要的意义感，并且把肌腱和鲜肉剔除，只留下干枯的骨头的社会力量，是迫使心理学家将公司的经济支出看得比从他们的工作中给他人和自己带来的情感获益看得更重要的力量"（p.452）。她进一步补充说，"管理型医疗已经侵入了那些'圣地'，对心理治疗师来说，那是人与人之间建立联系，人们聚在一起见证痛苦，创造更多疗愈的地方"（p.453）。

劳拉·布朗明确表达了我对管理型医疗感受的本质。于我而言，治疗的核心一直是两个人互相信任、神圣的关系，这是我多年来一直从事的、充满意义的活动。当管理型医疗成为常态的时候，我和其他心理治疗师试图加入尽可能多的小组，因为那是"未来的浪潮"。多年来第一次，我不再享受我的工作。我只剩下寂静的、不舒服的感觉，觉得什么东西不对劲。是的，我讨厌文书工作、被干涉和挫败，但我感觉不只这么简单。我被属于小组的令人不安的伦理困境所困扰——缺乏保密性，把利益置于恰当的照顾之上，以及忠诚度分裂的双重束缚，不得不在什么对来访者最好和什么对保险公司最好之间做选择。劳拉·布朗和其他人讲出了我内心的想法，我很快意识到，我要么为我的来访者工作，要么为管理型医疗公司工作，我无法同时为两者工作。这个选择是显而易见的。我立马向我所在的每个管理型医疗小组递了辞职信。这是我作为一个治疗师所做的最自由的事情之一。我无法选择继续成为那个系统中的一部分，而不损害自己或来访者。再一次，我能够忠于自己和我的价值观。

是的，管理型医疗是有害的。它抹杀了你作为一个治疗师的核心价值，它也削弱了你的来访者和他们的隐私、保密性、尊重以及他们应得的治疗权利。最好的情况是，它浪费你的时间并造成不必要的开支；最坏的情况是，它侵犯了来访者的权利。不幸的是，从长远来看，这对你的来访者来说也可能更昂贵。做一个诊断或者"先发疾病"（preexisting condition）会增加未来的保险费，甚至会让一些人在某些情况下无法投保。珍妮特·皮帕尔（1997）很好地论述了这个话题，并列举了人们被人寿保险、残疾保险拒绝，甚至是得不到工作许可的案例。

从来访者的角度去看待问题。虽然管理型医疗的倡导者吹嘘其减少支出的好处（对谁来讲？），但这是一个神话（Groth-Marnat & Edkins，1996；Miller，1996）。此外，他们还忽视了来访者更看重的其他因素。在一项针对心理健康服务消费者的研究中（Kremer & Gesten，2002），研究者发现大多人想要在开展治疗决定时拥有自主权，并对治疗师有更好的选择——显然这在限制性的健康维护组织 ①（Health Maintenance Organizations，HMO）的计划中是不可能的。尽管确实很多消费者也表达了对低价治疗的渴望，但"这项研究的结果表明，很多现有的和潜在的心理健康服务消费者，对实现这些节约而改变所提供的服务并不满意"（p.193）。显然，来访者并没有得到他们想要的。

来访者不仅没有得到他们想要的，他们也没得到他们应得的。"一分钱一分货"可能更适用于许多有限制性计划的来访者。马丁·塞利格曼（Martin Seligman）（1995）在《消费者报告》（*Consumer Reports*）中对治疗有效性进行了详尽的研究，发现至少6个月的治疗比更短程的治疗效果更大，2年的治疗效果最大，这无疑对非常简单的健康维护组织的管理型医疗模型提出了质疑。

---

① 健康维护组织作为一种实体组织，承担保健服务的融资责任，采取融资与服务相结合的运行机制，负责向特定的人群提供全面的保健服务，并就此收取固定的预付费。——译者注

　　你可能在想："我知道管理型医疗是怎样的，但我仍然要支付费用。"就像很多治疗师一样，你可能觉得自己必须要在向自己和来访者妥协以及谋生之间做出选择。"如果我辞去所有管理型医疗网络中的工作，我就没有任何来访者了"，你可能会这么对自己说。这可能是真的，也可能不是，但如果你感受到作为一个功能失调性系统的一部分所带来的压力和不和谐，那就每次从几个小组中辞职。先从你感受到最多冲突的小组开始，然后到其他小组。你并不需要离开所有的小组，或一次性离开它们。

　　你可能会非常惊讶地发现，很多来访者是愿意自掏腰包的，甚至那些属于健康维护组织的来访者。珍妮特·皮帕尔（1997）对这样的观点提出异议：只有极少数的心理治疗消费者愿意考虑不在保险范围内的治疗。她申明，在她的实践过程中并没有出现这种情况，尤其是在她告知她的来访者，将第三方和诊断或治疗文书引入治疗过程中所带来的影响之后。如果有一个滑动比例的话，很多人选择自掏腰包来接受治疗。一些临床工作者倾向于收取低费用，以避免和保险公司打交道的麻烦，反正保险公司收到的是优惠后的价格。如果你愿意那么做，你可以这么说："我的常规收费是_____，但如果有困难个案，我会在_____和_____之间调整。你可以决定自己在这个范围内适合多少。"

　　通常，自费的来访者会比那些通过第三方支付治疗费的来访者更有动力，并且更努力、更有效率（Pipal，1997）。让人们自掏腰包预付费的另一个好处是，治疗师可以达到几乎100%的收费率。你必须加入管理型医疗小组才能谋生，这可能是一个荒诞的说法。

　　如果你对建立免于管理型医疗的执业方式感兴趣，我会鼓励你参加一个与此有关的工作坊或阅读这方面的书。珍妮特·皮帕尔（1997）给出了上百种策略，你可以利用你的技能来帮助人们，而不需要依赖第三方支付者。除了传统的心理治疗以外，她还讨论了其他的领域，包括机构咨询、调解、教育论坛、工作坊、教练以及各种非医疗途径。你也不妨拿起德纳·艾克利（Dana Ackley）的《挣脱管理型医疗》（*Breaking Free of Managed Care*）（1997）或者桑德拉·哈伯（Sandra Haber）、伊莱恩·罗迪诺（Elaine Rodino）和艾瑞斯·利普纳（Iris Lipner）的《和管理型医疗说再见：建立你的独立心理执业》（*Saying Goodbye to Managed Care：Building Your Independent Psychology Practice*）（2001），来学习建立私人执业的方法，来使自己和来访者受益。

简化你的生活并遵循部分原则的优势是什么？或许一个已经这么做的治疗师给珍妮特·皮帕尔来信中的节选可能会给你启发。作者希望她的信息能鼓励其他临床工作者消除管理型医疗以及被其削弱的影响。她写道，除了降低收费的同时增加收入，她几乎所有账户上的余额都是零，她感觉更自由、更轻松。除了遵照她的价值观生活得更和谐以外，她还发现很多离开管理型医疗所带来的情感优势："从伦理难题和获得那些与我价值观及目标对立的人的认可的焦虑中解脱出来，由此带来的自由和新的能量是不可估量的。回溯过去，我觉得自己也无法承认我在认知（以及情感和精神）上的不协调所带来的负担，直到我能够和它保持距离。就像最后搬离了一个功能失调的大家庭——随着时间和距离的推移，你会发现它是多么的疯狂！"（Pipal，1997）。

作者继续说，她觉得自己正在更好地工作，并发现"不同类型的来访者正在出现……不一定是社会地位更高的人，但他们更愿意为自己负责，并努力改变那些让他们不开心的部分"。

如果你加入管理型医疗小组中，并感受到那些"功能失调家庭"（dysfunctional families）的一些道德和情感困境，也许之前的证词会鼓舞你去向它们挥手告别。如果你必须在工作中只做出一个改变，以剔除能量消耗者，并为重要的事情腾出空间，那就从管理型医疗网络中辞职。在下一章中，我将讨论如何通过学习设定限制来消除工作中其他有害的部分。

自我评估

如果你属于任何管理型医疗小组，请问问你自己：

● 管理型医疗对我产生了哪些影响？

● 管理型医疗对我的来访者有哪些影响？

● 如果我对隶属管理型医疗网络感到内心不和谐，但我无法完全离开，以下哪些想法可以应用到我的情况中？

☐ 每次从几个小组辞职，从感受到最大冲突的小组开始；

☐ 为能够自掏腰包的来访者设置一个滑动比例；

☐ 探索其他不涉及第三方支付、让我可以发挥自己技能的领域，比如教练、机构咨询等。

● 如果我决定减弱或摆脱管理型医疗的影响，我的行动计划是什么？

"从伦理难题和获得那些与我价值观及目标对立的人的认可的焦虑中解脱出来，由此带来的自由和新的能量是不可估量的。"

"如果你必须在工作中只做出一个改变，以剔除能量消耗者，并为重要的事情腾出空间，那就从管理型医疗网络中辞职。"

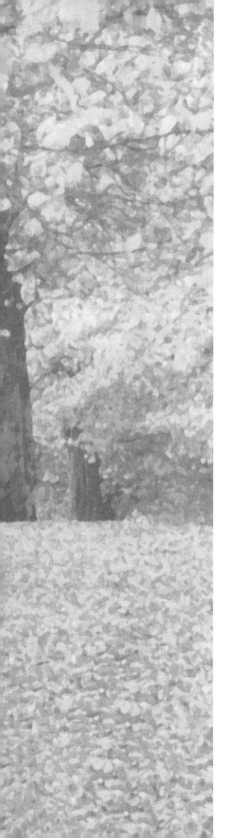

第 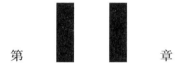 章

学会设定限制

管理你的工作，而不是让工作管理你。

——莎拉·纳尔逊，精神科医生

说"不"可以是终极的自我照顾。

——克劳蒂娅·布莱克

Run your practice instead of letting it run you.

—Sarah Nelson, psychiatrist

Saying no can be the ultimate self-care.

—Claudia Black

这一章是关于设定边界，关于消除你生活中那些消耗时间和精力的压力，关于对所有消耗你的活动说"不"，关于当你宁愿做其他事情时，对那些因为你"应该"要做的事情说"不"。你会对什么说"不"呢？对管理型医疗和其他有毒的事情说"不"，对那些不愿意为你的服务付费的人说"不"，对机构和同事的要求说"不"，对无休止的文书工作说"不"，对任何你不想做的、耗费你时间和精力的事情说"不"。这样，你就有时间对你想做的、滋养你的和充实你精神的事情说"好"。虽然这些建议大多更与私人执业的治疗师相关，但如果你受雇于心理健康机构，依然可以采纳其中的一部分建议。

／通过预先设置原则来说"不"

在一开始就大声说"不"总是比较容易，这样你就不会一直处于不得不一次又一次拒绝别人的境地。比如，如果你有一个原则，规定你不在晚上或周末工作，这就会自动筛选掉那些希望你这么做的来访者和同事。如果你不希望别人给你发商业材料的邮件，最好让他们马上知道，而不是每周花很多时间下载材料。这里有一些正式或非正式原则的例子：

"我的工作时间是周一至周五的上午9点到下午5点。"

"提前24小时取消可以免收费用。"

"我不使用电子邮件进行商业活动。"

"我不开展医院的工作。"

"我不接受管理型医疗。"

"我不直接向保险公司收费，但我能提供一份超级账单①（superbill），让你提交给他们。"

"我不治疗_____。"

"我不开展法庭工作。"

"我的办公室不具备处理 24 小时急诊治疗的条件。"

"我不具备在特定情况下所需的医疗性护理。"

"我无法提供你所需要和应得的护理水平。"

这些例子都是你可以为自己设定的原则，提前让其他人知道，避免之后出现的问题。当然，最好是决定你自己的边界，并在别人对你有期望或提出你难以拒绝的要求之前，告诉他们这些边界。

只要有可能，就立即告诉其他人你的原则是什么。对于来访者，这往往可以在最初的电话联系中回答问题时以口头的方式进行。如果他们向你提出你可能不愿意接受的要求，如延期付费，你也可以之后再决定。对此，珍妮特·皮帕尔说："我的原则不是在经济上资助我的来访者。"你也可以选择在你的语音信箱中放入限制性信息，比如，"我是_____博士。我的工作时间是_____。请留下您的姓名和电话，我会在正常工作时间给您答复。"你可能想把你的原则写在你的预约卡片上，比如，"提前 24 小时取消可免收费用"，或者在最初的来访者登记表上写"希望在咨询时付费"。无论你决定在你的个人生活还是你的职业生活里实施什么原则，你自己头脑中要清楚这些原则

---

① 超级账单是管理型医疗的提供者为了生成发票或保险索赔而使用的一种列出服务的表格。这种表格提供了一种标准化方法，可以快速地记下逐条列出的服务，并将其转移到患者记录中。——译者注

是什么，并提前让其他人知道它们。一开始就明确拒绝，之后可以省去很多麻烦。

我所调查的一些临床工作者说，确定他们的边界并告知他们的来访者，是他们用来处理作为治疗师的压力的成功策略，如以下两条评论：

"对收费采取明确的限制，消除了'例外情况'。"

"我让自己非常明确来访者可能对我的期望，以及我的局限在哪里——更自由地使用报警电话，并向来访者解释什么时候我会为他们使用，什么时候更适合他们去使用，而不是觉得在做任何事情之前必须联系我"。

注意**明确**这个词是如何不断出现的。提前明确，可以消除"例外情况"、深夜电话和其他麻烦。

／ 筛选，筛选，筛选

筛选是提前设定限制。众所周知的谚语"仓促结婚，悠然悔悟"（Marry in haste, repent at leisure）也适用于治疗过程，你不妨在接受某人成为你的来访者之前留意一下。你可以通过电话进行筛选，也可以在最初的咨询中进行筛选，甚至之后也可以，但你越早注意到那些"警示"，你就越好处理。你想剔除哪些来访者？包括那些不可靠和缺席的来访者，那些不付费的来访者，那些会在任何时间给你打电话并侵犯你边界的来访者，那些其问题超出你擅长的领域、舒适度或能力范围的来访者，以及那些虐待或恐吓你的来访者，或两者都是的来访者。幸运的是，大多数的来访者不属于上述任何一类，但即使有一两个就会给你带来阴影，并增加你的压力水平。

筛选往往是一个双向过程。如果你的工作时间、收费标准、工作地点或其他因素不适合某人，你在安排预约之前就要立即发现这些部分，从而为你们双方节省很多不必要的时间。其他时候，你需要对那些微妙和不微妙的

"警示"睁大双眼并竖起耳朵。其中有些是很容易马上发现的。几年前，我的应答服务因为"韦斯医生"的一个紧急情况打电话到家里来。我致电这个打电话过来的人，问他想找哪个韦斯医生，因为我和我的丈夫都是心理学家。他回答说这并不重要，他有焦虑症，他正在给电话本上的每个心理学家打电话！我问他的焦虑症有多长时间了，他说："25 年了！"我知道，如果我不马上把他筛选出去，那么在接下来的 25 年里，我将会一直接到"紧急"电话！这次短暂的接触让我发现了几个警告信号。尽管我的语音信箱明确指出，只有在"当你是我的来访者，而且是在**工作时间之外**的紧急情况下"才可以拨打紧急电话，但这个人却在白天拨打电话，说他一生中的大部分时间都有这种情况。显然他也同样给在凤凰城的每一位心理学家打了电话。

你还在寻找哪些"警示"？对我来讲，这可能和公然或更加微妙的边界侵犯行为有关，比如，当来电者要求你立即为他们做出例外处理。其他警示是，当他们说自己已经见过很多治疗师了，没有任何人能理解他们，然后剩下的时间一直在说前治疗师们的坏话。我在内心暗暗叫苦，知道下一个被说坏话的对象将会是我。我也注意自己的直觉反应和其他警示，如"看看你都让我做了些什么"以及类似互动。如果一个来访者告诉我，我是唯一能够帮助她的人；如果她对我所有问题的回答都是"是的，但是……"如果我经常进退两难，或者感觉生气、挫败；如果我觉得我在一个不是自己制造的游戏中，或者如果我感到自己的边界受到威胁，我的触角会立即竖起来。

我也会剔除那些我不具备专业知识或设备去治疗的来访者。我有很多转介过来的来访者有进食障碍。在这些情况下，我会在预约之前进一步询问。虽然我和患有暴食症以及贪食症的来访者工作感到很舒服，但我没有医疗支持。我不选择和厌食症患者工作，因为他们可能需要接受住院治疗或其他医疗护理。这些只是我试图筛选出的几个例子，尤其是如果我不想处理紧急电话或住院治疗。你自己的边界可能有所不同，只要事先知道那是什么，并注意任何警示信号就可以了。

　　如果你不在电话中进行筛选，你仍然可以在第一次治疗或之后的第二、第三次治疗中进行筛选。如果警示很明显，相信你的直觉并立即进行干预。用婚姻来比喻，在这段关系打结之前，约会几次就分手吧。当我在初始访谈中感觉到来访者有一个与解决他们的问题不同的安排时，我通常会给他们一个家庭作业或一个和与目前主诉直接相关的任务，并将完成任务的责任直接放到他们的肩上。

　　我的一位心理学家好朋友告诉我，她"解雇"了一对伴侣，他们本该是来做婚姻咨询的，但他们的目的却是看谁能给对方造成最大的伤害。她告诉他们，她并不希望成为这件事情的参与者，也不想浪费她的时间和他们的金钱。不要参与别人的游戏，或稀里糊涂地成为游戏的一部分。不要和你的直觉说"不"的人或者机构合作，无论它是否影响你的安全、价值观还是职业操守。此外，不要跟那些你不会尊敬或与之交往的人工作。可以对大多数人无条件地积极关注，但不是对每一个人。

　　那些预约后经常缺席、在最后一分钟取消预约，或者不支付咨询费的人怎么办？你并不总能立即发现这些类型的人。你无法完全剔除很晚取消、缺席以及不付费的人，但可以减到最少。让来访者提前知道，缺席和不提前24小时以上取消预约需要付费则是一个很好的开始。不同的治疗师有他们自己处理这个问题的方式。如果很晚取消的原因不是个人能控制的，比如突然生病或发生车祸，我不会要求来访者付费。然而，如果事情在他们的控制范围内，比如，"我要迟到了"或"我有太多的工作"，我会让他们付费。这取决于具体的情况，但通常在他们第一次缺席或最后一分钟取消后，我会这么说："这次我不会向你收费，但如果下次再发生这种情况，你需要付费。"不用我再去提醒，他们很快就学会了这个规则。

　　大多数来访者在治疗结束时付费，很少欠账。有一些来找我的人更愿意提前支付几次治疗的费用。大多数像我这样的治疗师，来访者们都是治疗一次付费一次，很少遇到付费上的问题。大多数人都希望像支付其他服务一样支付心理治疗的费用，且在大多数情况下未支付账单并不是问题。我有极少数的来访者在这点上会有问题，在这些情况下，最好的建议是，在问题恶化前将其扼杀在萌芽状态。有一句老话说"上当一回头，再多就可耻"（If a man cheats you once, shame on him. If he cheats you twice, shame on you.），换句话说，如果你有一两次未付费的治疗，这就反映了这个来访者的情况。如果你允许这样的情况持续 9 次或 10 次，那么你可能要探索一些你自己对于收费的态度。一些治疗师对帮助他人需要收费有褒贬不一的感受（Herron & Welt，1992），对很多临床工作者来讲，一些主要的伦理困境都和金钱问题有关（Pope & Vetter，1992）。我将在第 21 章讨论管理你的内在世界时，更深入地探讨其中的一些信念。如果对提供你喜欢的服务、"仅仅是倾听"或任何情况下的收费的矛盾心理使你无法获得足够的收入，那么设置和期待合理的补偿是很重要的（Parvin & Anderson，1999）。

　　莎伦在一次死产 [①]（stillbirth）后来找我做哀伤咨询。她说她忘带支票簿了，下次咨询的时候再付费给我。我给了她一个装着账单的信封，让她邮寄给我，但她没有这么做。她也没有在第二次咨询的时候付费，并承诺会通过邮件付款。她因病取消了第三次预约，从来没有寄过支票。我打电话给她，她说自己下周拿到钱就会付费。我要求她给我寄一张远期支票，在那之前我不会兑现。她答应我会做，但始终没有。我又联系了她几次，每次她都说支票已经在路上了，但从来没有到达过。我意识到她不会遵守诺言，于是给她写了一封信，总结了她的失信行为，并为她滥用他人的信任表示遗憾，这些人在她有需要时帮助过她。我在最后说，"我相信你会做正确的事情。"一部分的我曾判断莎伦是一个诚实的人。如果我已经觉察到她是一个利用他人的人，我就不会浪费那么多时间和精力给她写信。我再也没有听到她的音讯，将此作为一个损失，并迅速忘了它。1 个月后，我很意外地在邮箱里收到了一张支票。起初，我甚至没认出信封上她的名字。

---

① 死产指在妊娠满 28 周后，胎儿在分娩过程中死亡。——译者注

让来访者在每次咨询后就付费，可以确保良好的收款率。如果人们忘了他们的支票簿或目前在他们的账户里没有资金的话，写明回邮地址、贴了邮票的信封和远期支票也是很好的选择。如果尽管采取了这些措施，他们仍然不支付账单，那么至少在赊账积累到很大数额之前减少你的损失。

／在家庭生活和工作生活之间设定边界

珍妮特·皮帕尔（1997）为治疗师列出的"十大精神真理"清单中，有三个是和边界有关的。她的第一个精神真理是"良好的边界是神圣的"，第二个是"电话不是神圣的"。她的另一个真相是"良好的边界在宇宙中荡漾"。前面提到对热情投入的治疗师的研究中（Dlugos & Friedlander，2001），样本中的治疗师煞费苦心地在他们的职业生活和个人生活之间设置物理和心理边界。他们认识到，为了维持他们的热情和防止职业倦怠，这是很有必要的。

如果你想避免职业倦怠，就必须在你的家庭和工作生活之间划出一条清晰的界线；否则，你将永远没有机会给自己这节电池重新充电。避免职业倦怠的专家一直给出这样的建议：防止自己因工作而身心俱疲的关键是在家不要工作。这意味着没有传呼机、电话、邮件、传真或其他打扰你休息时间的文书工作。如果你的办公室在家门口，就把所有东西放在上锁的柜子或文件夹里，等你回去的时候再处理。你回去的时候，它依然会等着你。如果你的办公室在家里，当你不"工作"的时候把门锁上，并在休息时间和工作时间之间设置明确的边界。无论你的工作时间是什么，都要非常清楚，让休息时间是属于你自己的时间——否则，你会经常感到有压力和疲惫。正如伊莱恩·ST.詹姆斯（1994）所说，"工作日的大多数时间我都贡献给我的工作了……但晚上和周末是我自己的。这些时间已经很神圣了，学会对我不想做的事情说'不'……这样让它们保持不受打扰"（p.204）。注意当他（她）描述离开工作的时间时，**神圣**这个词是怎么出现的。仍然有很多人愿意污染这些神圣的时刻，即使在他们休假的时候也随时"待命"。他们查看电子邮箱、语音信箱以及其他给他们生活增加压力的电子设备，并且一直开着传呼机。当你不在工作的时候，请关掉这些设备。如果你对把你的家庭和工作生活分开的方法感兴趣，我推荐芭芭拉·麦考夫（Barbara Mackoff）博士的小书《别把工作带回家》（*Leaving the Office Behind*）（1986），她在书中提供了 100 多种非常实用的方法，让你回家后停止工作。

带着传呼机的你永远得不到任何休息。如果你有一个传呼机，请马上扔掉它，或者只用于你孩子或家人的紧急电话，而不是用于业务电话。我本人一直不明白为什么治疗师需要传呼机。如果他们接到另一个来访者的传呼，他们会中断治疗过程吗？如果有人需要联系我，我有语音信箱和应答服务，以应对下班后的紧急状况。我被呼叫的次数屈指可数。如果我在休假，一般会有同事来代我的班。

那危机怎么办？难道你不需要随时为你的来访者提供服务吗？答案是否定的。即使你想，你也做不到。你不在时可以有保障。其他时候，你可以尽可能地提供服务。我尝试使用与我对医生以及其他服务提供者所期望的关于应对紧急情况的相同准则。我尽量考虑他们的时间，只在工作时间给他们打电话。如果在非工作时间确实有医疗紧急情况，我希望他们或替他们工作的人会到现场。我的大多数来访者都非常尊重边界，但如果真的在我下班后有危机，他们也会打电话。在那些时候，我很感激我能对他们有所帮助。如果有来访者滥用这一特权，我将会和他们谈谈。

很多年前，我的一位女性来访者在感恩节给我打电话，因为一直忽视她的母亲在这一天也没有关注她。她打电话给我，抱怨她妈妈是如何毁掉她的感恩节的！这让我想起那个因为睡不着觉而半夜把治疗师叫醒的故事！

我的一位同事和我分享她的一个来访者因为很焦虑而不断在深夜给她打电话。她告诉他，她无法所有时间都在，如果他无法控制自己的焦虑，直到第二天早上再联系她，她将不得不把他转介到其他地方。于是电话停止了。这个方法对于大多数在不恰当时间打电话的来访者都有效。让他们知道边界是什么，并强调边界，使夜间电话得以控制。如果他们无法保持边界感，那他们需要的显然要比一般门诊所能处理的更多。

尽可能尝试将你的家庭生活和工作生活分开。桑德拉整天工作，带着装满文件的公文包回家，并在吃完饭之后做她的文书工作和回电话。很多时候，她会因为过于疲倦而无法做很多事情，还会因为没做办公室工作而感到内疚。她觉得自己就像一个一直有家庭作业要做的学生。除了开展治疗之外，她还教书，她的学生和同事也会打电话到她家里来，讨论论文、研究文章或任何其他工作相关的项目。她还有一大堆邮件等着她。桑德拉拖拖拉拉、精疲力尽，尤其是期末的时候，她感到难以承受、耗竭和疲倦。当她开始谈恋爱时，她可以看到她的工作有多么侵占她的个人生活，于是她下定决心，在两者之间设定严格的边界。首先，她决定自己哪天会在办公室，并通过语音邮箱来向致电者传递这些信息。她在工作的时候做所有的文书工作，并在特定的时间离开。她把没完成的部分留在上锁的柜子里，而不是放进她的公文包。当她回到家里，她是放松的，把邮件、电话和文书工作留到她去办公室的时候处理。当同事或学生打电话询问时，她要么让答录机接听他们的信息，要么客气地告诉他们自己太累了，无法思考工作，可以第二天再和他们讨论。桑德拉很惊讶地发现，这对她来讲是多么容易做到的一件事情，而且当她在她的职业生活和个人生活之间设置了明确的边界时，她感到自己焕发出活力。

平衡的生活是非常重要的。如果在工作和娱乐之间没有边界，那么你就会一直工作。每天晚上的"休息时间"可以让你保持精力充沛，得到休息，并为你的来访者提供有效服务。

╱ 授权，授权，授权

洛娜是一名精神科医生，她来找我是因为她需要在生活中获得一些平

衡。她刚结婚，工作上的要求阻碍了她充分享受个人时间。事情的真相是，
她热爱她的工作，但是太过于热爱了，结果使她感到难以承受、耗竭和疲倦。
她在一个住院部工作，每当她走出办公室门，就有人想从她那里获得些什么。
洛娜是一个非常负责的人，喜欢把工作做得很好。但工作对她的要求实在是
太多了。大多数日子里，她不吃午饭，有时甚至只有几分钟时间去厕所！她
很少能在下午 5 点离开工作岗位。

洛娜决定，她需要设定一些限制，不仅是在工作范围内，而且在她的工
作生活和家庭生活之间也是如此。她仔细检查了一下自己的职责，意识到她
显然需要去掉其中的一部分。医院人手不足，即使她能够摆脱一些职责，也
仍有很多事情要做。洛娜首先在工作上设置了一些边界。因为她每次一出门
就很"吸引"人，所以她留在办公室里，当她做文书工作的时候就放一个"请
勿打扰"的标志在门上。她还计划每天在医院外面午休！

虽然洛娜在设定这些限制以后感到不那么疲惫了，但她仍然觉得自己
要去做所有的事情，因为"人手不够"。啊！也许其他人可以帮到她。洛娜
负责管理一个相当大的部门，部门里有一些她监管的住院医师。她发现其实
自己有相当多的人手，她可以把一些工作交给他们。洛娜知道自己有事必躬
亲的倾向，任何事情都想亲力亲为。她可以分配越来越多的任务给别人，尽
管他们总是无法像她希望的那样完美完成，但也已经"足够好"了。这让她
摆脱了很多的责任，也摆脱了这样的神话：她是唯一能做这些事情的人。实
际上，她发现，她做得越多，其他人就做得越少！现在，她给别人机会来扩
展他们的责任。把工作分配给别人可以惊人地改善你的个人生活以及职业生
活。它使你能在更短的时间里完成更多的事情，做最适合你的工作，以及你
最优先考虑的工作（Bolton，Bolton，& Adams，2002）。

"授权，授权，授权"，这句话的另一个说法是"转介，转介，转介"。
当人们向你求助，你却难以拒绝的时候，给他们提供能做同样工作的其他人
的名字。这会使你以及提出请求的人同时获益。你会因为帮到那个人而感到

高兴，而那个人也会获得她或他需要的信息。乔安妮经常收到在会议上发言的邀请。虽然她受宠若惊，也很愿意帮助那些寻求她专业知识的组织，但她没有时间。当她被邀请的时候，她会说："恐怕我没法做这些，但我能够提供一些擅长该领域的其他人的名字。"提出请求的人通常很高兴得到转介，而乔安妮也不会因为拒绝而感到内疚！

/ 学会说"不"的好办法

"我知道怎么说'不'。我每天都教我的来访者怎么做——但当我要这么做的时候，就不容易了"，社会工作者伦恩说。如果你也像伦恩一样，你可能知道所有说"不"的正确理由。然而，当有人向你提出要求时，这个词就是很难从你的嘴里说出来。如果是这种情况，请给自己一个喘息的机会，不要贸然答应又后悔。给自己争取一些时间，说"让我考虑一下""让我看看我的日程安排""让我问问我的丈夫或妻子"，或其他任何能让你不立即对请求做出回应的做法。实际上，除非你 100% 知道自己想要接受或者拒绝，否则请务必这样做。这让你有时间思考和决定，"我真的想这么做吗？"

在决定说"是"还是说"不"的时候，你可以使用什么准则？我发现一个有用的办法是：这是"想要"还是"应该"？如果这是我觉得应该做但不是我想做的事情，我通常会说"不"。另一个经常有用的准则是：如果它不容易的话，那就不要做！我说的容易并不是指它没有挑战性，而是说如果你每一分钟都害怕它，如果它会耗费你很多能量，或者如果它看上去是很大的麻烦，那么它可能就并不值得做！

本被邀请去一个班级做一个他专业领域内的讲座。他马上就答应了，因为他通常很享受和学生交谈。几个星期之后，他被告知要提交一份简历和他演讲的概要，他照做了。然后又被要求发送一张他的照片，他对这个要求感到很惊讶，但无论如何还是发了一张。一段时间后，他接到电话说照片的尺寸和颜色都不合适，他需要发送一张符合规定的照片。这意味着他不得不重新去拍一张照片。只是去做个演讲，这也太麻烦了，于是在这一点上，本决定对整个想法说"不"。如果不容易，就不要做了！

如果它不简单，而你已经涉身其中了，那就像本那样退出吧。从任何你害怕开会的委员会或组织中辞职。如果像本一样，你答应参与什么事情，因为你预计它可能会有趣，但结果发现很复杂，那就离开吧！如果你认为已经签约了什么事情（和学生谈话），然后它变成了其他的事情（去拍照片），那就离开吧！

当你说"是"的时候，只要有可能，就提前说明你承诺的程度。这样一来，就会减少以后的误解。利奈特加入了一个为需要的人提供志愿服务的团体。几天之后，组织的领导者给她打电话要她的邮箱地址，以便领导给她发"有趣"的文章。利奈特说，她不用邮箱处理业务，对阅读文章不感兴趣，只对做咨询感兴趣。这个女主席一直坚持，虽然利奈特变得很不舒服，但她坚持自己的观点，没有给出她的邮箱地址。然而，这种咄咄逼人的互动是未来的预兆。几天后，这个女主席又打电话过来，告诉利奈特她那个星期要和团体的其他成员一起去参加一个社交活动。在这个节骨眼上，利奈特清楚地说明了她能够参与到这个组织中的程度：没有邮件，没有"课外"社交，每个月只有几个小时提供治疗服务。利奈特说明了她的局限所在，并决定如果领导持续"挑战极限"，她就会从该组织中辞职。

除了"让我考虑一下"之外，还有哪些好的拒绝方式？这里有一些其他的方法：

"我的日程安排不允许。"

"我目前还不合适。"

"这对我来说是行不通的。"

"我很高兴你这么说，但我做不到。"

"我无法提供你说你需要和应得的照顾水平。"

或者，正如我的一个朋友所说，她的工作很忙，有三个孩子，还有很多额外的责任，她常说："今年不行！"

我发现，让我更容易拒绝一个请求的理由是，告诉自己："如果我说'不'，我只会尴尬一两分钟；但如果我说'是'，就意味着5小时的工作、一个可怕的夜晚、数不清的麻烦、100美金的捐款，或任何其他我拒绝的东西。"

/ 对你想要的东西说 "是"

当你对你不想要的东西说 "不" 的时候，你就是在对你想要的东西说 "是"：好的来访者、好的时间、好的朋友、有意义的工作。你在对你想要创造的生活说 "是"。

这到底是谁的生活？

自我评估

- 我可以事先制订哪些策略来减少以后的问题？

- 我想筛选哪些类型的来访者？对我来讲有哪些 "警示"？

- 我是否在家庭生活和工作生活之间设立了明确的边界？如果没有，有什么方法可以让我的家庭生活和工作生活分开？

- 哪些工作是我可以分配出去或者转介给别人的？

- 是否有任何我想拒绝的 "应该" 或 "困难" 的耗费精力的活动？

- 如果有，是什么在阻碍我这么做？

03

管理你的内部环境的技巧

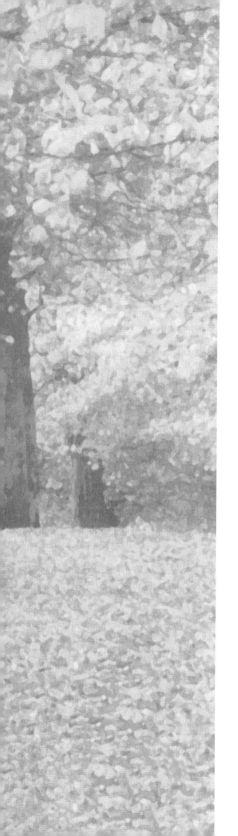

第 **12** 章

临床工作者，
了解你自己

问：治疗师最宝贵的工具是什么？答（此
答案无人不晓）：治疗师本身。

——欧文·亚隆，
《给心理治疗师的礼物》

*Question: What is the therapist's most
valuable instrument? Answer (and no one
misses this one): The therapist's own self.*

—Irvin Yalom,
The Gift of Therapy

在第二部分中，我讨论了如何改变你的外部环境并使其对你有效。第三部分是关于管理你的内在世界——你的思想、感受、身体以及你自己——这样你就能成为一个快乐和有效的治疗师。要学会驾驭你的内在世界，第一步是了解你自己，并使自己始终保持最佳功能。可能和任何其他的行业相比，在心理治疗中你更是工具，你需要保持这个工具的锋利，定期调整和照顾它，不仅是为了避免你自身的耗竭，也是为了让你能完成工作，并对你的来访者有效。因为作为一名治疗师，很大程度上取决于情感上的"在场"，并与你自己的感受和经历相调和，所以你在开展治疗的时候必须清晰地解读，而不是被疲倦、分心和歪曲所影响。

就像洛娜·史密斯·本杰明博士（2001）所说，"治疗师应该像航空公司的飞行员一样，对他们的警觉状态保持谨慎。重要的是要保持个案量的合理性，好好休息，当然在与来访者及其挣扎之间保持适当的情感平衡"（p.26）。

了解你自己意味着什么？这意味着识别你身体和情感的限制；这意味着关注你什么时候感到耗竭；这意味着倾听你的直觉，并学会信任它，无论在治疗室内外都是如此；这意味着要尽可能地尝试保持你的工具——你自己——干净和清晰，这样你就知道你得到的东西多少来自你自己，有多少来自来访者；这意味着觉察你所体验到的东西有多少是你自己的问题，有多少属于来访者；这意味着反复检查正在发生的事情中，有多少是你自己的想法，有多少是你来访者的想法；这意味着倾听你的反应，将它们作为诊断工具，并确保它们不被你的扭曲所影响——这不是一个简单的任务。

我的好朋友连续几晚照顾刚出生的孙子，自己还一直和感冒做抗争。她告诉我，她在上周的治疗中见过一位女性，她有生以来第一次记不起几天前治疗中发生的任何事情。她想知道其中有多少是因为她自身的疲劳，有多少和来访者有关。作为一名治疗师，这就是你需要定期检查的事情——你的反应有多大比例来自你自己，有多大比例来自你的来访者。

我从治疗督导师那里得到的最有用的提示之一是："当你发现自己有反应时，你就知道来访者也在行动。"如果我开始感到恼火、无聊、害怕、有保护欲，或体验到任何其他感觉，我就会试着找出我的反应中，哪些部分是来访者在我身上引起的，哪些部分是我自己的"东西"。当然，要做到这一点，我需要了解自己，并尽可能保持我的"工具"的准确性，这样我的诊断性印象就不会被工具的错误所歪曲。在接下来的几章里，我将讨论如何保持你的"工具"的干净，并识别出你何时需要调整。

"要学会驾驭你的内在世界，第一步是了解你自己，并使自己始终保持最佳功能。"

"当你发现自己有反应时，
你就知道来访者也在行动。"

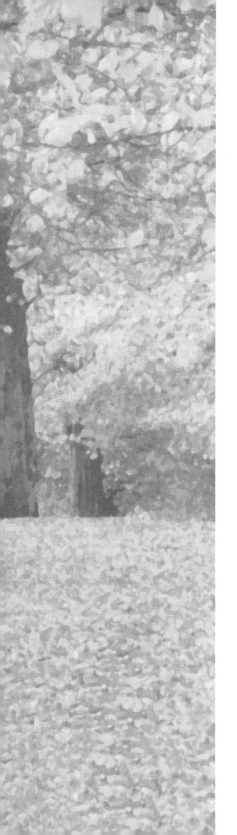

第 **13** 章

花点时间"磨刀"

有时候，你能为自己做的最好的事情就是：
小睡片刻。

——佚名

*Sometimes the best thing you can do for
yourself is to take a nap.*

—Anonymous

史蒂芬·柯维（Stephen Covey）在他的畅销书《高效能人士的七个习惯》（*The 7 Habits of Highly Effective People*）（1989）中，用"磨刀"来比喻自我更新。一名男子正在疯狂地工作，想要锯倒一棵树，他被这项劳动和所花的时间弄得筋疲力尽。"你为什么不休息一下，把锯子磨一磨呢？"你问他，"这样会更快。""我没有时间，"他说，"我忙着锯树呢！"花时间把锯子磨得快一点：从身体上、情感上、社交上、精神上以及心灵上更新自己。成为一名有效和快乐的治疗师，你需要随时保持你的工具——你自己的锋利。幸福感和个人效率之间有直接联系，如果治疗师不花时间照顾自己，他们和来访者都会深受影响（Kearney，1990；O'Connor，2001）。

／睡眠、运动和做所有美好的事情

有一天，当我试着上车的时候，发现钥匙一直被卡住。我注意到自己很难启动车子，钥匙反复卡在点火装置里。我一直忽视这个问题，因为我不想去修车，我确定机械师会建议要大检修。然而，一天早上，当我花了至少5分钟才把车启动起来的时候，我决定不能再无视这个问题了。我害怕要换一个新的引擎，担心车辆需要大修，于是最后去了一家修理厂。汽车修理工看了一眼我的车钥匙，然后向我展示它是怎么变弯的！我一直在寻找复杂的解决办法，而不是简单的方式。我在为问题寻找复杂、深层、外在的原因，而不是显而易见的原因——我的钥匙变形了！同样，如果你感到疲惫、焦躁、没有动力或无精打采，像小睡片刻或晚上好好休息这样最基本的事情可能就是问题的答案——就像钥匙一样，只是简单的"变形"了。如果你发现自己无法"启动车子"，无法让自己继续下去，请在自己内心寻找简单的答案，而不是在你自身之外去寻找。确保你的"钥匙"，你的"锯子"，你工作的"工具"——你自己——是不受损的。

我记得在一个工作坊里听说，幸福感的最佳预测因素是充分的休息。我把这句话告诉我的来访者，发现对我来讲也是如此。如果我很累，我就会感觉很暴躁，连一项简单的任务似乎都难以承受。如果我感觉休息好了，我就能从容地处理绝大多数的事情。睡眠如此重要，以至于我可以写一整本书来介绍它。幸运的是，我没必要这么做。詹姆斯·马斯（James Maas）博士已经做到了这一点。他的《睡眠的力量》（*Power Sleep*）（1998）一书提供了科学数据，说明睡眠对你的身体、情绪和心理功能所起的主要作用，你必须学会重视它，就像你重视运动和适当的营养一样。根据睡眠专家的说法，如果你想心情好、精力充沛以及精神敏锐，你每天至少要**花 1/3 的时间睡觉**。睡眠能使你恢复活力、重新焕发青春，并使人精力充沛。正如马斯医生所写，"你每天应该花 1/3 的时间睡觉，这对你另外 2/3 的生活有着深远的影响，包括警觉、精力、情绪、体重、感知、记忆、思维、反应时间、生产力、表现技巧、创造力、安全和健康"（pp.6-7）。如果你觉得睡觉是浪费时间，问问你自己：你的安全、健康和总体幸福感值多少钱？

你到底需要多少睡眠？马斯说，研究人员发现有证据表明，我们每晚可能需要长达 **10 小时的睡眠时间**。虽然大多数人在睡 8 小时的情况下也可以正常工作，但 10 小时是最佳时长。大多数人都明显睡眠不足，并且已经习惯了如此。就像马斯说的那样，"我们当中的很多人已经困倦了太长时间，以至于我们都不知道完全保持清醒是什么感觉"（p.61）。睡眠不足的后果，在最坏的情况下可能是灾难性的，比如你在驾驶时睡着了；或者在最好的情况下也是非常不愉快的，你会感觉昏昏欲睡、烦躁不安、百无聊赖、行动迟缓、迷迷糊糊，而且通常闷闷不乐。

你有充足的睡眠吗？马斯建议对睡眠不足进行一个简单的测试。在一个安静、黑暗和凉爽的房间里躺下，试着尽快入睡。如果你在 20 分钟内没睡着，那么你是得到充足休息的；如果你在 5 分钟内就睡着了，说明你并没有足够的睡眠。判断你是否睡眠不足的其他方式有：你是否需要闹钟来叫醒你，你是否早上起床很费劲，你是否周末睡得很晚，你是否难以集中注意力或记忆力差，或者你是否在看电视时、听无聊的讲座时、吃完大餐或者喝了点小酒之后马上就睡着了。马斯博士的"睡眠黄金法则"，除了每晚都有充足的睡眠时间以外，还包括建立一个有规律的睡眠时间表，弥补失去的睡眠，以免造成睡眠不足。

海伦是一位 20 多岁的精力充沛的年轻女性，在与我交谈时她看上去却精疲力尽。她通常是一个认真可靠、记忆力极好的人，但她已经忘记并错过了一些重要的预约。她泪流满面，几乎说不出话来。她不明白为什么自己会如此抑郁、焦躁和迷茫，并在持续寻找她精神状态的深层心理原因。只要看她一眼，就能发现她过于疲惫不堪以至于无法思考。我劝她回家休息一会儿。她有几项安排到晚上的工作，但她同意自己无论如何都无法集中注意力，而且她的出席并不那么必要。她取消了她的预约，回到家里，放下窗帘，关掉手机，睡了她所经历过的最心满意足的一觉。当她醒来的时候，她精神抖擞、头脑清晰——世界又恢复了光明！有时候，你能为自己做的最好的事情就是：小睡片刻！

睡眠、休息、合理饮食、运动、休假——基本的自我照顾——这些都是"磨刀"的基础要素。科斯特（Coster）和施韦贝尔（Schwebel）（1997）在他们关于心理学家良好执行功能的文章中报告说，一位心理学家说我们应该在办公室的墙上写以下文字："休息、放松、锻炼身体、业余爱好、休假。"

他们建议，应该尽早建立起这些通往个人幸福的道路，最好是在研究生期间。但往往，知之非艰，行之维艰，尤其是在对研究生的专业训练要求如此之高的情况下。

我所调查的大多数临床工作者将身体上的自我照顾列为成为一名开心和有效的治疗师的关键。以下是一些典型的回答：

"睡觉，吃得好，放松。享受美好的假期。"

"确保你自始至终照顾好自己。"

"通过饮食和运动照顾好你的身体。"

"花时间放松和吃饭，至少花连续两周的时间休假。"

"在身体上好好照顾自己——使用按摩浴缸和去做推拿。"

除了良好的睡眠，良好的营养对正常的执行功能来讲也很重要（Faelton，1996）。尽管很多治疗师给他们的来访者提供了这样的建议，但他们自己却经常不遵守。他们常常不吃早饭、不吃午饭，或者都不吃，饿着肚子持续工作 6、8 或 10 小时不停下来。如果你因为一天的生活节奏太快而不吃饭，是时候扭转这种循环了。一顿简单的早饭不需要花几分钟时间，就能防止白天的疲惫，更何况是午餐呢？试着每周至少出去吃一次午饭。这种休息本身就是好事。当你不出去吃的时候，就从家里带些东西，花时间慢慢吃。

锻炼也是良好的、基本的自我照顾要素之一。即使每天锻炼 5 分钟或 10 分钟，也能使你在总体幸福感上有很大的不同。锻炼除了有很多身体上的好处以外，还对你的情绪有好处，可以增加内啡肽水平并给你带来心理上的刺激（Byrne & Byrne，1993；Leith，1998）。锻炼并不需要花费大块的时间或大量的金钱，它并不意味着下班后要每天抽出宝贵的时间去健身房。短暂的散步、日常的游泳、在跑步机上的几分钟，或者任何能让你的身体动起来的事情，都会让你感觉很好！

　　休假对于自我照顾来讲也是必不可少的。即使是短暂的度假，也可以帮你在工作中保持新鲜、放松，并蓄势待发。长假也很重要。除了小假期以外，争取每年至少有连续 2 周的假期，3 周或者 4 周更好！

／ 了解你身体和情绪的极限

　　虽然一般准则是每天 7～8 小时的睡眠、按时吃三餐、每天锻炼、经常休假，但每个人的需求可能会有所不同。每个人都有不同的身体需求。了解你的身体需求并尊重它们。了解你的身体极限，你的能量水平，以及你的个人耐力。你需要多少睡眠？多少休息？你每天或每周能处理多少来访者而不感到疲劳？你需要多久离开一次，给自己的电池重新充电？学会监控自己，找到适合自己的节奏。如果你是一匹赛马，你可能需要比你喜欢慢慢来有更快的节奏。在"生锈"和耗竭之间找到你的最佳节奏。

　　同时，也要识别你的情绪限制。尽量限制让你感到职业倦怠或创伤的来访者数量。如果有某些类型的问题让你觉得太戳中自己的痛处，或让你感觉很脆弱，最好立刻认识到这一点，而不是继续倾听那些让你无法远离的心碎故事。例如，很多治疗师不会为受虐待的儿童工作，因为他们无法处理其中的痛苦。照顾好自己的一种方式就是了解自己的情绪极限是什么，不要超过这个极限。记住，最可能遭受同情疲劳的提供者是那些有爱心和共情的人（Figley，1995）。

　　观察你自己，并注意当你跨越自己的身体和情绪边界时的提示。最有效的基于研究的策略之一，以及对最佳治疗师执行功能的最主要贡献因素就是自我监控和自我觉察（Coster & Schwebel，1997；Norcross，2000）。治疗师需要认识到痛苦的早期预警信号，这时他们需要扪心自问：工作负荷是否太大？休闲或睡眠时间是否太少？有时，朋友和伴侣的反馈也会有帮助。如果亲近的人告诉你，你看起来很疲惫或憔悴，那就听一听吧！诺克罗斯（Norcross）（2000）称这个参与并监测你内在状态的过程为**自我解放**（self-liberation），他将其定义为在专业和个人方面充实自己的致谢、承诺以及重任。

/ 平衡，平衡，平衡

平衡的生活被认为是个体在工作、人际关系以及自我，或"我"的时间（"I"time）上投入平等的自由支配时间。那些能磨快锯子的活动，能滋养你并使你获得更新，使你在其他两个方面更有效。如果爱情和工作成全了你，并让生活变得有意义，那么对自我的关注会帮你在这些方面发挥最大的作用。什么是"我"的时间？它是为自己准备的高质量时间。就是每天至少花 30 分钟在自己身上——洗个泡泡浴、去公园散步、看报纸、晒太阳……做让你恢复活力的任何事情。虽然维持平衡的生活方式并不总是可能的，但随着"我"的时间和人际关系的频繁改变，你至少可以努力防止你的生活变得过于片面，让一个领域——通常是工作——占据主导地位，在这个过程中忽视了你自己或你的朋友和家人。这也是一项关于医生职业倦怠的研究得出的主要结论：平衡是健康执行功能的必要条件，过于强调一个领域而损害其他领域时，更有可能导致职业损伤（Coombs & Fawzy，1986）。

什么是平衡？就是学会适度地做事情，而不是对所有事情都付出 100% 的努力；就是尝试做一些事情，而不让它们来消耗你。有些事情并不需要做得很完美，有些根本就不需要做；就是给自己调整节奏，使你不会耗竭。平衡是关键，不仅体现在你见了多少来访者或在你的专业活动中，而且体现在你每天日常生活的节奏里。换句话说，不要跑马拉松！

克里斯蒂娜·马斯拉奇（Christina Maslach）（1982）说得很好，"如果所有关于如何战胜职业倦怠的知识和建议可以用一个词来概括的话，这个词就是平衡。在给予和获得之间的平衡，在压力和平静之间的平衡，在工作和家庭之间的平衡——这些都与超负荷、人手不足、过度承诺以及其他职业倦怠所产生的不平衡形成鲜明的对比"（p.147）。

/ 将放松、冥想或其他形式的灵性融入你的生活

在精神上也要学会"磨刀"。有很多其他的方式可以使你的灵魂恢复活力，放松、冥想、自我催眠、瑜伽、祷告、接触大自然、听音乐——无论是什么，只要能让你远离日常平凡单调的任务，并让你看到"大局"，那就去做吧。无论是什么，只要让你产生平静的感觉并给你提供更开阔的视野，那就为它留出空间，这样你就不会拘泥于细节。无论是什么，只要能帮你看到生活和工作的意义，就为它留出时间。

研究表明，在生活中定期使用放松、冥想或两者兼用，对身体和心理都有好处。对于不同类型冥想的研究综述表明，包括放松反应、生物反馈、正念冥想以及瑜伽，这些类型的练习与血压、胆固醇水平的降低、大脑放松模式的增加，以及压力和焦虑的减少之间存在显著相关——仅仅是其中一些有益的影响（Seeman，Dubin，& Seeman，2003）。也有相当多的实证研究支持灵性与最佳身心健康之间的关联（Miller & Thoresen，2003；Powell，Shahabi，& Thoresen，2003）。这些发现并不令人惊讶，强调了在精神上"磨刀"的重要性。

与大自然相处可以是一种精神体验的形式，我们已经在第 5 章中看到了"绿色"环境的一些恢复效果。你可以把锻炼和处于自然环境中相结合，散步、跑步、慢跑和游泳都是你可以在美丽环境中进行的活动，它们对身体和精神的恢复作用是一样的。什么环境是非常吸引你的？什么地方能给你平静和幸福的感觉？无论是沙滩、山区、公园，甚至是你自己的后院，将噪声和混乱抛之脑后，然后把自己交给大自然的和平、安静和美丽。花点时间进行

冥想、享受风景，与户外和谐相处。

在本章中，我主要关注的是"磨刀"的物理方式。在接下来的章节中，我将会讨论在情绪、社交、心理和精神上更新自己的方法。下一章是关于学会识别和避免职业倦怠的情感消耗。后面的章节将提出其他自我照顾的方法，包括个人心理治疗、进行督导、建立关系网和结识同道中人。

自我评估

为自己"磨刀"的情况进行打分。看看下面每一种自我更新的方式吧：

☐ 睡眠

☐ 适当的营养

☐ 锻炼

☐ 保持在我身体和情绪极限之内

☐ 平衡工作、人际关系和"我"的时间

☐ 将放松、冥想和其他形式的精神生活融入我的生活

● 我在哪些方面已经尽可能地照顾好自己了？

● 哪些方面是我可以改进的？

● 如何改进？

"如果所有关于如何战胜职业倦怠的知识和建议可以用一个词来概括的话，这个词就是平衡。"

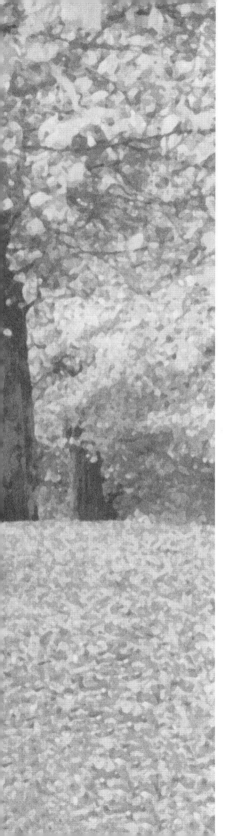

第 **14** 章

学会识别和避免
职业倦怠

如果所有关于如何战胜职业倦怠的知识和
建议可以用一个词来概括的话，那就是
平衡。

——克里斯蒂娜·马斯拉奇，
《职业倦怠：照顾的代价》

*If all the knowledge and advice about how
to beat burnout could be summarized in one
word, that word would be balance.*

—Christina Maslach,
Burnout: The Cost of Caring

预防职业倦怠是"磨刀不误砍柴工"的另一方面。这不仅是照顾自己，使自己变得更加"锋利"和有效，也是为了避免职业倦怠导致丧失工作能力。学会识别和预防职业倦怠对所有执业治疗师来讲都是至关重要的，我觉得每个心理健康专业的研究生项目都应该有一门关于这个话题的课程。不幸的是，很少有。而且很多临床工作者都是在经历了职业倦怠灾难性的结果，并对他们及其来访者造成不幸后果之后，才以艰难的方式了解了职业倦怠。

╱ 何为职业倦怠？

职业倦怠（burnout）的负面影响远胜于疲倦和劳累。在非常极端的情况下，它是指个体经历了严重的消耗后以至于无法再承担任何一项任务。是指在情感上太过于消耗，以至于你开始讨厌你的来访者，幻想着离开你的工作；是感到与他人如此疏远，以至于你开始回避他们；是指麻木不仁，但继续走过场；是开始变得不知所措和焦头烂额，但不知该如何打破这个循环；是完全没有任何精力，并感到抑郁。

实际上，职业倦怠和抑郁的症状非常相似，如果你职业倦怠了，你可能会觉得自己正在经历重性抑郁。然而，尽管这两者的感觉可能相同，但它们的起因和治疗方法却大相径庭。抑郁通常由丧失引起，并以悲伤为特征，而职业倦怠是由过度的压力和疲劳引起的。两者的特征都是个体能量被侵蚀。如果放任职业倦怠的循环继续下去的话，职业倦怠和精疲力尽会导致抑郁。

为了理解职业倦怠，让我们看看它的一些定义。弗罗伊登伯格（Freudenberger）和诺斯（North）（1985）将其定义为"能量的损耗和精疲力尽。它是一种源于过度要求所导致的精疲力尽，这些要求可能是自己施加的，也可能是通过家庭、工作、朋友、爱人、价值体系或社会从外部强加的，它耗尽了个体的精力、防御机制和内在资源。这是一种伴随超负荷压力的感觉状态，最终影响个体的动机、态度和行为"（pp.9–10）。请重新仔细阅读这个定义。你将会发现，当人们谈论职业倦怠的时候，特定的词语会不断出现：**损耗、精疲力尽、耗竭、过度要求、精力耗尽、压力负荷**。这些累积的超负荷有时会导致非常显而易见的、悲剧性的行为改变。

杰瑞·伊德维奇（Jerry Edelwich）和阿奇·伯德斯基（Archie Bordsky）（1980）将职业倦怠定义为"从事助人行业者，因工作而逐渐丧失理想、精力和目标"。尽管在任何工作领域都可能出现倦怠，但在服务性行业中的人会更容易受到影响。治疗师日复一日紧密地与他人工作，倾听来访者们的情绪问题，他们自己会发生什么呢？理想情况下，从业者能做到不丧失他们对病人的关心。不幸的是，情况并非总是如此。克里斯蒂娜·马斯拉奇（1976）研究了职业倦怠的成因并创造了这个术语，她发现大量的助人者通过疏远他人的方式来处理压力，这不仅伤害他们自己，同时也对他们的来访者造成伤害。很多心理健康工作者开始对他们的来访者感到悲观和消极，经常以轻蔑的眼光看待他们，甚至认为他们的问题是活该。他们"疏远"自己的病人，视他们低人一等，给他们贴上贬义的标签，或使用科学术语（"3号房的冠心病患者""强迫症病人"等）。他们还通过站得很远来保持身体距离，避免眼神接触，或减少与他们相处的时间。通常情况下，他们会完全回避来访者。不幸的是，这样的疏离感也会渗透到他们的家庭生活中，导致他们与家人及朋友之间的疏远。很多临床工作者因为有这些感受而觉得自己是

"坏人"，没有意识到其他治疗师在职业倦怠时也有这些感觉。

职业倦怠的影响对你和你的来访者来讲都是非常具有毁灭性的，除非你采取措施来预防它。虽然职业倦怠并不一定会导致治疗师受损，但治疗师在极度职业倦怠的时候，最容易做出不合乎职业道德的行为或做出伤害来访者的决定（Stadler，1990）。职业倦怠并不总是发生，但在特定的工作条件下更容易产生职业倦怠。马斯拉奇指出，当一个专业人员必须照顾太多人，导致更高的情绪负荷时，职业倦怠是不可避免的。她把一个职业倦怠的工作者比作一根有太多电的电线，在情感上会断开连接。**导致职业倦怠的并非工作时长，而是直接接触病人的时间**（Maslach，1982）。如果你是自己的老板，你可以控制自己的来访者数量。如果你在一个过度要求的环境中工作，你可能会成为职业倦怠的主要候选人。

／切记：职业倦怠始于强迫性地证明自己

我已经在弗罗伊登伯格和诺斯（1985）的书《女性倦怠》（*Women's Burnout*）中永远地标记了一页，将其展示给那些职业倦怠的人。因为他们并没有时间阅读，也不需要再"多做一件事"了，所以我简单地和他们一起看了第196页的图表，列出了职业倦怠的症状及周期，而不是要求他们阅读整本书。作者用一张循环图一目了然地展示了职业倦怠是如何在没有任何早期预防的情况下如雨后春笋般发展成一种流行病。职业倦怠始于强迫性地证明自己。这时你可能会对自己说："我不只是要做好工作，我要做有史以来**最好**的工作。我将成为一名**超级治疗师**。我将**全力以赴**。"这是一种强迫，因为它有一种驱动的特质，是一种压力和紧迫感，是一种全神贯注于工作而排除其他兴趣的状态。紧随其后的是一种强度，在这种强度下，过度热情和"烈火"占据上风，导致微妙地剥夺了那些能使你更新或恢复的东西。这时，你会因为没时间而不吃早饭、不看文章、不理发、不和朋友一起用餐。我在上一章里谈了"**我**"的时间的重要性：这种与自己相处的优质时间对于防止职业倦怠更加必要。这些小小的仪式对于给你的电池重新充电来讲是非常必要的，就像我的一个同事喜欢说的那样，"养精蓄锐"或者"给油箱加油"。否则，你就会"空转"。

如果你不在职业倦怠周期的早期进行干预，症状很可能会变得更加严重。你可能会说，"哦，没那么严重"，或者"我不需要每天看报纸"（或任何你不做的小事情）。实际上，否认是职业倦怠的特征之一（Freudenberger，1986；Kottler，1993）。如果你继续剥夺难得的小享受，否定这些细小剥夺的重要性，那么职业倦怠会导致抽离、空虚、抑郁，极端情况下会导致完全耗竭、疲惫不堪。如果你正在开始从你的日常生活中剔除一些"额外的东西"，请立即让它们恢复回来！正如一位女性治疗师半开玩笑地跟我说："现在我又可以去刮腿毛了！"

如何判断你是否开始感到职业倦怠了？如果你发现自己变得暴躁和易怒，或经常对别人发火，这可能是一个提示，你"一点就着"；如果你因为没时间而剔除越来越多的娱乐活动，那么你需要回到你的常规上来；如果你观察到自己对所爱的人变得越来越不耐烦，甚至想完全回避他们，这也可能是一个迹象，表明你的电池需要充电；如果你对某个来访者的福祉或某个项目过度投入，并为其承担越来越多的责任而牺牲其他的承诺，这可能是一个让你后撤的提示；如果你正在体验着对病人愤怒或轻蔑的感觉，一想到要进行下一次治疗就感到退缩，那么是时候"补充你的能量"了。

/ 了解职业倦怠的四个阶段以及如何在每个阶段进行干预

伊德维奇和伯德斯基（1980）讨论了助人行业的从业者幻想破灭的不同阶段。我发现这些内容非常有用，所以我将其总结成大纲的形式，并定期和我所督导或咨询的治疗师们一起回顾。作者阐述了职业倦怠的四个阶段以及对每个阶段的干预措施。讽刺的是，职业倦怠始于**热情**。我曾听说，最容易职业倦怠的人是那些一开始最有激情的人。这是你在工作中全力以赴的地方——而且还远不止于此！你不只是付出100%，而是150%或200%，在开始之前就耗尽了你的资源。这就是最初的"蜜月期"，希望爆棚，精力高涨，对来访者过度认同。这个阶段在新手治疗师中最常见。他们希望成为"超级治疗师"，做别人没做过的事情。他们认为，如果他们足够关心，如果他们做得足够多，他们就将会看到变化。他们往往对自己和来访者的期望非常高，且通常不切实际。当他们所有的辛勤劳动付诸东流的时候，他们以失望告终。他们比来访者更努力"工作"，并只是"再多做一件事"。很快，他们发现自己的能量耗尽了，开始变得非常怨恨。或者他们可能过度认同他们的来访者，把来访者的问题带回家。或者他们可能开始感到自己无法胜任，因为他们在来访者身上看不到任何进展。如果他们的来访者对他们提出过高的要求，责备他们没有成为更好的治疗师，那么结果会是非常具有毁灭性的！我曾经督导过一些学生，他们在经历了这样的互动之后，准备完全离开这个领域。

在托马斯·思科夫霍特（Thomas Skovholt）和迈克尔·罗耐斯泰德（Michael Ronnestad）（2001）对心理学家职业发展的大范围研究中，包括6年内对160名从业者的访谈，他们发现经验不足的治疗师没有足够的关于改变过程的信息，或许认为他们能为一夜之间的改变负责。因此，他们可能会全力以赴，认为只要他们足够努力，戏剧性的改变就会随之发生。

并非只有新手咨询师会以热忱开始工作。在一项对临床心理学家的研究中，整体样本在"强迫性照顾"（compulsive caregiving）上的得分高于其他关系模式（Leiper & Casares，2000）。虽然拥有热情和积极的态度是好事，但**过度热情**（overenthusiasm）是杀手。过度热情是指当你在生活、吃饭和呼吸的时候，你被工作所吞噬。你所有的时间和精力都投入其中，所以你很快耗尽了你的资源。为了防止职业倦怠，首先要做的事情就是不要一次性付出 100%，做事要适度。了解自己的局限，把握自己的节奏。不要立马用完你所拥有的一切——你的储备是有限的。这个第一阶段的**热情**，或者说**过度热情**，就是弗罗伊登伯格和诺斯所关注的**强度问题**。

在职业倦怠周期的初始阶段，你需要非常小心地保存你的精力并控制节奏，以避免被耗尽。请再次注意，职业倦怠始于强迫性地证明自己，如果这是驱动你强度的力量，那就努力去做吧！我将会在后面的章节里详细阐述这个部分，届时我将讨论如何摆脱过度责任化的陷阱。当你不再需要证明自己，并能学会对只对自己的行为负责而不是对你来访者的行为负责而感到舒服时，当你允许其他人完成至少 90% 的工作时，那么你才有很大的机会避免职业倦怠所带来的有害影响。

干预的最佳时期是在热情阶段——在损害发生之前。热情的解药是**现实主义**，你应抱有切合实际的期待而不是理想化的期待。与其试图彻底改变来访者的行为，不如试着做一些小小的改变。注重成功而不是失败，注重过程而不是结果，不要指望马上就有大的改变。有多年经验的治疗师通常会有一个长期的时间观念，并注重在小的行动上看到进展（Skovholt & Ronnestad, 2001）。同样重要的是，不要为缺少进展承担过多的责任，也不要对结果进行自我倾向性的解释。提醒自己，并不是你造成了来访者的症状。

通过监测你的工作强度和设定现实的期望值，尽可能地在初始阶段防止职业倦怠。这或许有助于你避免幻想破灭的第二阶段——**停滞**（stagnation）。在这个阶段里，你仍然在工作，但你不再那么兴奋，或者工作也不再是生活中其他事情的替代品了。目前的重点是满足你的个人需求，金钱和职业发展的问题变得更加突出。第一阶段的"高潮"已经退去，此时你兴奋不再，你可能会感觉自己墨守成规。就像现实主义是对热情的补救措施一样，**行动**（movement）是停滞不前的解药，可以通过与工作相关和与工作无关的干预措施进行补救。在工作上开始行动的一些方法可能是继续教育，无论是以正式培训还是工作坊的形式。本书开头关于多样化和创造更有刺激性的工作环境的一些建议，可以帮助你克服总是做同一工作的正常高原反应。在工作上做出调整，比如接受督导或加入新的团体，也可能利于给你带来新鲜的视角。工作以外的干预是指扩大你的"外部生活"，比如爱好、旅行、阅读、运动以及家庭和朋友关系。最初的几章中关于创造你想要的生活的很多想法都与此有关。

幻想破灭的第三阶段是**挫败**（frustration）。正是在这个关键时期，你可能会出现情绪、身体或行为问题。一些工作环境，尤其是官僚主义会使你产生挫败感。如果你开始感到无能为力，想知道帮助那些没反应的人有什么意义，或者你会问：当系统挫败你努力的时候，做任何事情有什么用，你可能处于职业倦怠的第三阶段。如果你开始怀疑自己作为治疗师的有效性，或者甚至怀疑这份工作是否值得，那么就是时候进行干预了。这个阶段也并不全是坏事。虽然你可能会在一种停滞不前的状态下无限期地、自满地走下去，但正是不满的能量创造了改变的可能性。如果你足够不开心和挫败，这可能会促使你采取必要的行动来改变你的生活，无论这是否涉及在工作中进行调整、更换工作、去私人执业或完全离开这个领域。挫败的解药是**满足**（satisfaction），而萎靡不振的种子本身将为做出有意义的改变提供动力。

职业倦怠周期的最后一个阶段是**冷漠**（apathy），是对挫败的典型防御。当你长期在工作上感到挫败，但还要依靠工作来生存的时候，就会出现这种情况。这时，你可能只是投入你的工作时间，付出最低限度的努力。不幸的是，这对一些长期员工来讲十分常见，他们只是拖着身体工作到退休。就像前一阶段一样，工作之中和之外的调整都是可能的，你需要做出强有力的努力，将冷漠转化成**投入**。惰性之下的力量可以形成强大的力量，你可以很好地利用起来。你可以做到吗？是的。我观察过一些人，他们做了十几年治疗师，有时甚至是在"耗竭"的环境中和令人抓狂的系统里。他们中的很多人只是在付出时间，直到他们可以领取养老金。但在此期间，他们持续用热情来对待他们的工作，以尊重和关怀对待他们的来访者。怎么做到的？首先，他们在工作之外有非常积极的生活，在身体和情感上照顾自己。除了工作以外，他们还有业余爱好、朋友和兴趣，没有把所有的鸡蛋都放在一个篮子里。其次，他们在自己的工作中找到充分的意义，能超越系统的低效以及来访者的慢性病，看到他们工作的价值。他们也有一个强大的朋友和同事网络，他们能与其分享挫败。我将在之后的章节里讨论这些主题中的一部分。

如果你正在经历职业倦怠，你是否能扭转这种循环？当然可以！我在第1章中描述的那位治疗师莉莎，意识到自己的症状是职业倦怠，而不是严重的抑郁或人格缺陷。她做了一些调整后成功克服了职业倦怠，她感到很宽慰。她将自己的改变描述为"思考模式的转变"。她告诉我："我学会了思考我需要做什么来取悦自己，而不是我需要做些什么来满足所有人的需求和期望。"听上去很简单，对吗？这是你每天告诉来访者的事情，然而有时候，你会发现自己很难在思想和行为上作出这种改变。就像莉莎学会去做的那样，定期问自己："我目前需要做些什么来照顾自己？"

我想强调的是，职业倦怠并不是一时出现的。它不是一个可以一劳永逸解决的问题。就像刷牙或运动一样，你需要每天监督自己，来防止其微弱的影响发展到无法控制的程度。

自我评估

以下是与职业倦怠相关的一些常见行为的检查清单。

● **我目前是否出现了以下症状？**

☐ 脾气暴躁和易怒

☐ 取消生活中更多令人愉悦的活动，因为我没有时间去参加这些活动

☐ 参与到"微妙"的剥夺活动中

☐ 回避朋友或家人

□ 对花费时间在别人身上感到反感

□ 当来访者取消咨询时感到放松

□ 对来访者感到悲观

□ 比平时更爱做白日梦

□ 对我的工作感到厌烦或冷漠

□ 变得越来越悲观

□ 用食物、酒精或药物来"麻痹"自己

□ 大部分时间感到疲惫不堪

□ 感觉与来访者、同事和朋友疏远

□ 与他人保持距离

□ 感到不堪重负、焦头烂额

□ 对来访者的福祉或在项目上过度投入，而忽略了其他承诺

□ 对很多来访者感到愤怒和轻蔑

□ 仅仅投入我的时间

□ 开始怀疑我作为一个治疗师的有效性

□（其他）

● 如果我有任何职业倦怠的迹象，我需要在这四个阶段中的哪一个阶段进行干预？如何干预？

热情（vs. 现实）

停滞（vs. 投入）

挫败（vs. 满足）

冷漠（vs. 投入）

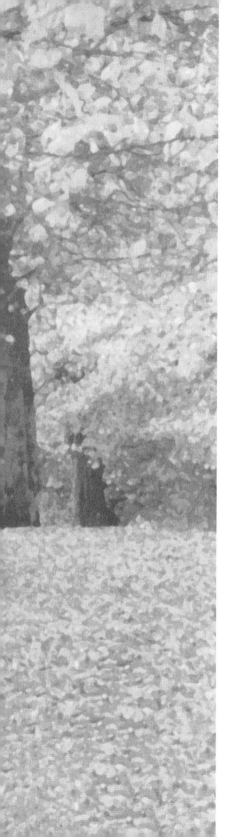

第 **15** 章

倾听你身体的信号

记录你在任何特定问题上接收到的信
号——通过梦、幻想、渴望和野心、持续
的症状、最近一直困扰你的恐惧和阻抗、
床头柜上的书、贴在冰箱门上给自己的提
示。然后做计算题：这些东西加起来等于
什么？

——格雷格·勒沃伊，
《使命》

*Make a tally of the signals you've been
receiving around any given issue—through
dreams, fantasies, cravings and ambitions,
persistent symptoms, the fears and resistances
that have been preoccupying you lately, what
books are on your night-stand, what notes to
yourself are tucked on the refrigerator door.
Then do the mathematics. What, if anything,
do these all add up to?*

—Gregg Levoy,
Callings

在上一章中，我谈论了学会识别自己的职业倦怠，以及利用身体的提示来将其意识化并扭转职业倦怠的循环。在本章中，我将进一步讨论如何倾听你身体的信号，并利用它来指导你的日常工作。身体会说话，而且多年来，我已经开始留意它的声音，关注我的行为、梦和直觉，这些非常宝贵的知识来源每天都在指导我。我活得越久，我就开始越惊奇和相信我致力于自己的内部资源所获得的信息，也就是人们所说的"右脑"知识源泉。我已经学会越来越依赖这些资源，并尊重它们，将它们与分析性的"左脑"思维结合起来，以获得最佳结果。虽然客观数据非常重要——你在学校花了很多年的时间，学习尊重科学方法——教导自己了解并学习相信自己的主观想法、内在智慧也同样必要。你的身体每天都在对你说话，你可以在日常生活中利用它的指导——无论是在办公室内还是办公室外。

/ 你的身体是如何表达的？

你的身体一直在和你说话。当你"感觉"到有什么不对劲，但又不能明确指出来的时候，它通过你的直觉和预感在向你表达；它通过你的行为来表达，比如，当你发现自己突然开始打扫衣柜的时候；它通过夜里的梦向你表达，以及通过你白天的幻想向你表达；它通过你在放松时或与来访者谈话时出现的图像向你表达；它通过你参与到某项工作或者甚至思考时的感觉向你表达，无论这些感觉是坐立不安的、头重脚轻的还是沉重的；当你感到疼痛或身体不舒服的时候，它通过你的健康状况向你表达；它通过你的能量水平、做事情时的疲劳和警觉程度向你表达；当你无缘无故笑的时候，它通过你的情绪向你表达；当你在和他人谈话的时候，它通过你的胃痉挛向你表达；当你发现自己本能地后退或靠近的时候，它通过你的姿势向你表达；它通过你的记忆向你表达——你所遗忘的和记住的，以及你一直在回想的记忆。

为什么要关注你的身体在表达什么？这里有一些原因：因为这可能是你感觉如何以及你需要做什么最准确的指征，因为它可能是自我认识的最佳来源，因为你可以把它作为你日常决策的指南，还因为它是你的一部分。玛莎·贝克（Martha Beck）在她的《寻找你自身的北极星》（*Finding Your Own North Star*）（2001）一书中说道，你有自己的"北极星"，你身体里内置的指南针可以引导你走向正确的方向。当你学会关注你的内部导航时，你就能和本质的自我联系起来。当你关闭身体的信号的时候，你可能就关掉了重要的信息。就像格雷格·勒沃伊在他的《使命》（1997）一书中所说，"如果我们对身体深切呼唤的唯一办法是用手捂住耳朵，那我们就已经摒弃了身体的梦想"（p.92）。

詹娜是一位年轻的治疗师，她对一位正在治疗的女性有一种不安的感觉。她无法解释为什么她有这么强烈的感觉：她的来访者要伤害自己。她打电话给她的督导，督导听取了关于来访者的情况的所有客观事实，认为这件事并不紧急。然而，詹娜无法摆脱这种不舒服的预感。她知道有些事情不对劲。她咨询了同事，他们也消除了她的疑虑。来访者否认有任何自杀的念头，而且她的背景里没有任何东西会使她有自杀的风险。然而，尽管其他人都对情况进行了评估，詹娜仍然无法摆脱不对劲的感觉。第二天早上，这位女性企图自杀。这个经历虽然对詹娜来讲非常痛苦，但却帮助她学会倾听自己的直觉反应，并依靠它们。虽然她没有客观的数据来支持她的感觉，但她开始越来越关注自己的内在线索，并找到方法利用它们。

詹娜和其他年轻治疗师很相似，依赖外部知识来指导自己，忽略自己的内部信号。在之前提到的关于从业人员发展的研究中（Skovholt & Ronnestad，2001）发现，资深的临床工作者抛弃了很多外在的支柱，越来越多地依靠自己的专长。而新手治疗师对他们自己的认识方式信心不足，经常认为真相来自其他更有知识的来源。尽管对反馈的开放性非常重要，但不要让你内心的声音停止表达。

在第 13 章中，我讨论了了解你自己的重要性，以及这对你作为一名治疗师，使你的"工具"——你自己保持"干净"是多么关键。在本章中，我将进一步阐述如何通过你的身体信号来调整这种知识——将其与分析性判断结合起来，同时指导你在治疗室内外的治疗。

/ 倾听你身体的感觉

无论你是在执行任务、见来访者或朋友，还是想到了他们——注意你是在向前靠还是本能地后退。注意你的肌肉是否紧绷，你是否感到放松。你的姿势是开放的还是紧闭的？当然，这些都是明显的非言语线索，你可以每天使用这些线索来评估你对人或活动的反应。

"我正在游泳，"本说，"我突然开始思考我必须完成的一项很不愉快的任务。然后我意识到，我的划水速度开始变得越来越慢，而且我越想这个任务就越感觉沉重。"像本一样，你可能希望将你的能量水平作为你的反应指征。当你与人交谈时，是否感到沉重？是否有特定的人耗尽了你的精力？当你注意到这些内部信号时，你可以将它们作为你所正在经历的事情的线索。哪些活动增加了你的耐力？哪些使你感到放松？请开始参与那些让你振奋的活动，摆脱那些让你疲惫的事情。

同时，要注意当你做某件事情的时候，时间过得有多快。它是流动的还是拖拉的？实际上，"心流"（flow）描述了当你参与到那些时间飞逝的活动中时的感觉，就像你处于一种改变的意识状态里（Csikszentmihalyi，1991）。如果你的身体和你的行动同步，时间会过得很快（想想你做什么事情的时候，时间过得飞快，多做那些事情！）。如果度日如年，问问你的身体在告诉你什么？你需要用这些信息做些什么？

倾听你的情绪。当你思考或参与到特定任务中的时候，你有什么样的感觉？当你和特定来访者谈话的时候，你有什么体验？你是感到温暖、充满爱意、不耐烦、怨恨、恐惧，还是警惕？如果你的"工具"是干净的，并且这些感觉并不反映你自身内在的问题，你可以利用来访者在你身上所唤起的情绪来指导你与他们之间的工作。

有时你的身体会发出如此强烈的声音，以至于你无法忽视它传达的信息。"我就是无法让自己从床上爬起来，"在功能非常失调的环境里工作的一位治疗师桑德拉说，"就像我的身体有它自己的想法一样。"桑德拉对她的工作不满已经有很长一段时间了，但仍在继续跋涉。最后，她的身体替她表达了。她根本无法动弹。

就像桑德拉的情况一样，你能感应到的最强烈的身体信号之一或许是你的健康。多年前，当我的工作环境变得很有压力，并导致大批人离职时，我们中的部分人出现了身体问题，我们不得不为此进行手术，然后离开。我开玩笑地把那些手术称为"告别手术"，但我毫不怀疑压力在其中起了作用。正如格雷格·勒沃伊所言，"就像一个试图引起注意的孩子，症状会随着时间推移而越来越大声，你忽视它的时间越长，信号的电压和破坏力就会越来越大。健康，似乎在很大程度上是倾听的艺术"（p.94）。

/ 倾听你身体的行为

在我做"告别手术"前，我开车去上班，这条路线我已经开了 10 年，但一直错过通往工作地点的转弯。这种情况第一次发生的时候，我把它归结为注意力不集中。但是这种情况持续发生，每次我都把车开得离我的工作越来越远。有一天，当我开出几公里远之外时，我知道我必须注意自己的行为。我的身体在告诉我："我并不想去那里。"当然，我的动作并非巧合。多年来，我一直在同样的路上开车，从来没有"忘记"过转弯。为何是现在？很多年之后，当我要去一个我并不想去的地方开会时，我又"错过"了出口！如果你发现自己经常忘记一些事情，问问自己，你不想做的是什么？

通常，你的行为可能先于你有意识的思考。很多人们报告说，他们突然有一种清理衣柜或扔掉旧东西的冲动，就像无意识预期到变化并要为新事务腾出空间。"我不知道我已经准备好离开我正在做的事情了，至少在意识水平上是如此"，莎莉说："但我只是发现自己正在摆脱旧的东西，并给其他东西腾出空间。仿佛我的一部分正在为搬家做准备，而我没有意识到这一点。"

如果你像莎莉一样，发现自己在清理杂物、改造、换新发型、急着去做你从来没做过的事情、或有任何无法解释的外在行为，这些可能反映了一些你并不自动清楚的内部变化。你的身体在你的大脑里登记之前通常就有意识地"知道"些什么。

/ 倾听你的无意识

你的无意识、你的右脑、你的第六感，或者无论你如何称呼，它都可以成为你很重要的指引，你可以学会定期挖掘它，并相信它的智慧。怎样才能进入丰富的自我知识源泉呢？

梦可能是挖掘这个夜间智慧之井的最佳方式之一。我发现在梦中比在其他任何地方都更有利于回答这个问题："我做得怎么样？我的内心在发生什么？"梦在个人生活和职业发展方面都很有帮助，我已经学会使用它们来指导我的行为。比如，一个关于我的办公桌变得像发霉棉花一样的梦，提醒我在工作中感到厌倦，并将此作为开始一个新项目的动力。梦见一个位高权重的律师是个笨拙的青少年，帮助我意识到他虚张声势之下的脆弱。你的梦就像一个值得信赖的朋友，一个住在你内心的内部顾问，它告诉你感受如何以及你需要去的地方。

一位治疗师向我报告了她的梦，这帮助她更清楚地看到了一个问题，并在她与一对夫妻的工作中摆脱了困境。每周一下午五点，她会同时见他们俩。她认为丈夫是精神病患者，并非常同情他的妻子。一天晚上，她做了个梦，梦见今天是周一下午五点，有一场巨大的风暴，她的秘书告诉她："诺玛和诺曼·贝茨来了！"诺曼·贝茨是电影《惊魂记》（*Psycho*）里那个精神病患者的名字，治疗师无意识地认识到这位妻子也是精神病患者，这是她的意识所没有注意到的。这个梦有助于指导她对这对夫妻的治疗。

关于梦的价值，我可以滔滔不绝，但实际上我已经就这个问题写了两本书（Weiss，1992，1999）。在这些书中，我讨论了梦的许多用途，并提供了一个逐步的指南，说明如何在专业和个人方面理解和使用它们。我还回顾了关于梦的用途的研究结果（Weiss，1992，pp.18-36）。迄今为止，关于梦的研究已经证明了做梦的生理基础，并确定每个人会在夜间规律地做梦。尽管进行与梦有关的实验存在困难，但研究表明，在做梦和清醒的现象之间存在着连续性，而且梦反映了清醒时的担忧。研究还表明，梦会受到清醒状态的影响，并不仅仅是随机的、无意义的活动。此外，研究表明大多数人都需要做一定量的梦，剥夺梦境会导致一些心理障碍。

很多研究都支持这样的观点，即梦也具有适应性功能。控制实验表明，梦在来访者参与治疗和防止脱落上具有积极作用。梦也是日常生活中很有价值的知识来源，帮助你更清晰地看待各种情况，让你意识到自己的弱点，并指出你的优势。它们让你挖掘自己的创造性，修通情绪问题，做出决策，预演未来的情境，并解决问题。我称为内在的"智者"。

　　然而，梦并不是探究人的右脑的唯一方式。你在每晚的航行中也通过其他渠道获得象征。放松、自我催眠、冥想以及其他形式的意识状态转变也是倾听你身体的声音以及它正在和你交流什么的方式。当你允许自己的大脑放松的时候，让图像和感觉浮出水面，并与它试图告诉你的东西取得联系。关注那种自由漂浮的智慧，当你需要的时候你就能唤起它，并倾听你的无意识在告诉你什么。

　　我们知道，创造性通常包括几个阶段（Samuels & Samuels，1992）。虽然第一阶段是有意识地思考问题，但是通常需要一段时间将它搁置一边、让它发酵，以得到顿悟体验，即当你不再积极思考这个问题的时候，答案就会出现。"我的大多数想法都是在洗澡的时候得到的。"一个来访者告诉我。很多人也是如此——或是在开车或从事一些不需要动脑的任务时，他们暂时放下了这个问题。这个放手的阶段是非常重要的，做梦、冥想以及其他类型的放松方式提供了必要的改变状态来摆脱困境，使解决方案得以站稳脚跟。

　　如果做梦是通往无意识的道路，那么写作和持续写日记是第二种途径（Greenspan，1999；Progoff，1992）。《唤醒创作力》（*The Artist's Way*）（1992）的作者朱莉娅·卡梅伦（Julia Cameron）指导人们如何与他们的创造性取得连接。她推荐"晨间随笔"（morning pages）——长达三页的手写文章，极其流畅的意识流——作为恢复创造力的主要工具。她建议每天保证写满三页纸。就像冥想和其他活动一样，写作有助于解开意识的束缚，让富有想象力的解决方案得以产生。无论你选择每天写日记，还是只在你想要和你的内在生活取得联系的时候写，将文字写在纸上是倾听你的无意识在对你诉说什么非常好的方式，更不用说与写日记有关的许多治疗性益处和健康益处了（Francis & Pennebaker，1992；Pennevaker，1993；Pennebaker，Colder，& Sharp，1990）。

　　诗是一种写作的形式，对接近你的内在声音来讲特别有效，因为它是好玩的，没有真正的规则。实际上，有些人认为诗歌反映了在梦中发现的同样的无意识过程，并利用诗歌来促进自我意识（Edgar，1978）。然而，关于某个特定主题的歌词可能有时会自发地冒出来，你可以通过写一首关于这个议题的诗来解放你的思想，只要让这些字和旋律涌现出来就可以了。你可能会对你所听到的东西感到惊喜。我认识一个通过写诗的方式来思考的人，给他任何主题，几分钟内，他就会以这个主题创作出有韵律的杰作。即使你不具备他那样非凡的天赋，当你决定把你的想法放进韵律中，并且不在乎它们听起来有多无厘头的时候——除了你之外，没有人会看——一些来自无意识的珍贵宝石可能就会出现。只要听一听哪些短语是不经意间出现的。有时候，这些话甚至可能不是你自己的。你可能会听到一句名言，一首流行民谣的副歌部分，或一段很熟悉的旋律。你在脑海中听到了什么歌曲？请注意歌词：它们可能会为你提供内在状态强有力的线索。音乐和诗歌都被认为是释放记忆和接触无意识过程的有效工具，并被广泛运用在治疗过程当中（LeLieuvre，1998；Lerner，1978）。

拼贴是另一种右脑活动，它提供了一个无意识的入口。找一叠杂志，剪出照片、图画、句子或任何其他吸引你的东西。你不需要对这个任务进行任何预想或计划。稍后，把你剪下来的东西粘在一张大大的纸上，以你想要的任何方式排列。无论你是否做有主题的拼贴（比如，"我想在明年完成的事情"），你都会发现这是倾听你内在声音的另一种自我表达方式，它经常通过图像的方式说活，直接与你的直觉对话。我听说一位女性，每年都会把她希望在未来一年里发生的事情拍成照片。她发誓，只要看看这幅图，她所有的渴望就都会实现。当然，她所说的是，即使她并非有意识地去实现她的目标，她的无意识思维也在对这些图像做出反应，并帮助她实现这些目标。一幅画胜过千言万语。

无论你选择如何接近你的内在生活——无论是通过梦、冥想、写日记、拼贴，还是这些的组合——都要学会倾听你的无意识在告诉你什么，并沉浸在这个无限的知识源泉中获取指导和清晰的信息。

/ 倾听你的直觉

几年前，我在俄亥俄州欧柏林的一家书店排队付款的时候，一本书"拽"住了我。我拿起书，开始阅读。看了几页后，我就再也放不下了。我买了这本书，并在返回凤凰城的飞机上埋头苦读。这本书是基于作者怀孕期间的非凡经历和巧合而写的。读到一半的时候，我发现作者玛莎·贝克博士住在亚利桑那州的凤凰城。当我回到家看报纸时，我看到她不仅常住在我的家乡，而且她即将在那个星期为另一本出版物开讲座和签售会！我参加了她的讲座，并在那之后去找她，告诉她我的经历。她说，这并非偶然。

共时性（synchronicity）是一个心理学术语，指的是当你对自己的直觉和感觉保持开放的时候，这些神奇的巧合就会发生。这一章提及了玛莎·贝克关于留意身体信号的研究，写到一半的时候，我不得不中断我手头上的事情，去参加一个会议。当我开车去会议现场时，我在想这一章的剩余部分，以及我即将写的关于直觉和共识性的部分。我打开车载收音机，是谁在谈论跟随你的北极星和关注你的身体感觉？你猜对了——是玛莎·贝克博士！

就好像是为了强调非同寻常的巧合的重要性，并为我提供更深入的"材料"。有两个人在第二天向我讲述了他们惊人的经历，一位丧子的男性把他的悲伤转化为重建城市内部教堂的人生目标，在他儿子去世三周年的时候，他意外收到了一张 6 000 美元的支票，用于帮助他开展这个项目！一位梦到彩票中奖号码的女性，在中奖彩票公布之后，因没根据这些信息采取行动而自责。她到一家商店去安慰自己，看到几个人在隔壁发放免费饮料。这是巧合吗？他们刚刚中了彩票！

你如何解释这些共时性事件？朱莉娅·卡梅伦（1992）在她关于解放创造力的书中表示，当你倾听你的内在声音，并追求你的创造性直觉时，你开始遇到有用的巧合来强化这条路径。意外的是，这位丧子父亲的教堂在他儿子去世三年后，收到一笔 6 000 美元的捐款，他告诉我，当晚他正在看人类学家约瑟夫·坎贝尔在电视上报告说，当人们开始致力于自己的人生使命时，会得到越来越多这样的帮助！

当然，共时性也是集中注意力的结果。当你在寻找什么的时候，你的无意识会不断地扫描。因为我需要共识性事件的例子，所以我一直在观察这些事件，并在它们发生时将其锁定。即使我并没有主动地为这一章寻找逸事，我的无意识也在全然投入，为我提供我所需要的东西。每当我开始写书的时候，我学会了相信自己的直觉，并相信如果我让自己敞开心扉，"材料"就会出现，如果我把笔放到纸上，思绪就会涌现，文字就会变成现实。正如人们所说，学生准备好了，老师就会出现。

共时性是倾听你内在声音的表现之一。就像玛莎·贝克（2001）所说，当你在做你喜欢的事情时，发生的事情就像礼物，鼓励你沿着这条路走下去。当你无视这些声音时，好像一切都会出错。什么是直觉？是那种提醒你有问题的肠道感觉，就像督导和同事都保证不会有问题的年轻治疗师詹娜；是"这感觉就是对的，不要问我是怎么知道的"的感觉；是听从你的内在诉求并采取行动，因为你就是"知道"。

克里斯汀·佩奇（Christine Page）（2001）博士是一位在直觉方面著述颇丰的医生，她列出了几种可以提升你直觉的方式，其中一些我已经在本章中提及：梦、冥想和艺术。其他的途径是通过媒体或他人。比如，你可能经常在广播或电视上听到有人在讨论某个话题，让一些你正在积极思考的问题浮出水面，就像我在"扫描"共时性事件时打开我的车载收音机所发生的事情，或者那位丧子父亲正在看电视时听到约瑟夫·坎贝尔肯定了开始人生使命的重要性那样。

玛莎·贝克（2001）建议去书店，看看哪些出版物会自动吸引你，哪些会对你说话并牵动你的心，就像我在俄亥俄州的书店排队时她的书所做的那样。它可能是一份报纸或一篇杂志文章，让你眼前一亮，为你提供你需要听到的话。也可能是另一个人说了些什么，把想法扔进你的脑海里，释放出一种内在觉知。也可能是任何抓住你眼球的东西，它一直都在，但突然与你产生共鸣。当共时性体验发生的时候，请注意它并相信它，如果你按照内在的声音行事，你将会发现这些有益的巧合会变得越来越多。

学会顺应你的身体向你发出的信号。理解你自己身体的独特语言，并根据其信息采取行动。关注你的身体感觉，注意你的行为，倾听你的无意识，并尊重你的直觉。收听你身体的暗示，它们是你自己的内置反馈系统，让你知道你什么时候在线，什么时候脱离了轨道。听从那个声音，并开始信任它。在下一章，我将讨论获得自我认识的另一种方式：个人心理治疗。

自我评估

仔细倾听你的身体在以多种方式向你表达——通过你的身体感觉、你的行为、你的健康状况、你的无意识和你的梦。

• 我自己独特的内部信号是什么，告诉我什么时候在线或什么时候脱离了轨道？

• 我的身体现在是如何向我表达的？

• 它在表达什么？

• 我想更多地使用哪些方式来进入我的内心生活？

☐ 梦

☐ 冥想

☐ 写日记

☐ 写诗

☐ 拼贴

☐ 关注共时性事件

☐ 其他

在这些方面当中至少选一个，最好是你以前没用过的，或很久没关注过的方式，然后倾听你身体的信号。之后，问问自己，你学到了什么？

● 我学到了什么？

"当你倾听你的内在声音，并追求你的创造性直觉时，你开始遇到有用的巧合来强化这条路径。"

"学会顺应你的身体向你发出的信号。理解你自己身体的独特语言，并根据其信息采取行动。"

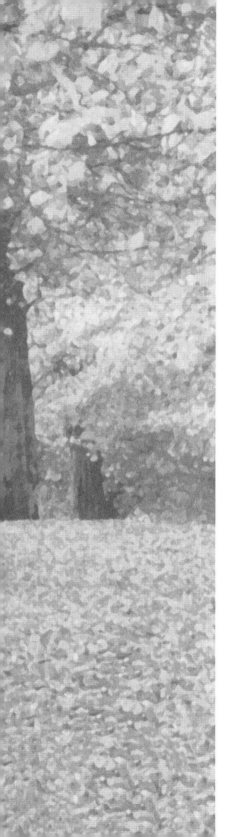

第 **16** 章

进行个人治疗

只有处理了自己的问题，我才能以同样的
方式帮助来访者，而不是被来访者帮助。

——佚名

*It is only the way the cards have been dealt
that I am helping instead of being helped.*

—Anonymous

我 把去加拿大旅行时在一块牌子上看到的这句话裱在我的桌子上，来不断提醒自己个人治疗在我生活中的价值，并用我希望得到帮助的方式去对待我的来访者。显然，我不是唯一一个坚信接受个人治疗对于从事心理治疗工作来讲至关重要的从业者。在一项关于治疗师态度和实践的大型全国性调查中，在场足足有 80% 的心理治疗师接受过个人治疗，并认为个人分析是胜任临床实践的先决条件（Prochaska & Norcross，1983）。有些人觉得接受心理治疗应该成为心理学专业研究生训练中的一项强制性要求，并引用文献说明这一观点得到了专业心理学项目管理者压倒性的支持（Gilroy，Carroll，& Murra，2002）。心理治疗不仅提供了无价的培训经验，还帮助治疗师获得更好的情绪稳定性以及心理健康程度。心理治疗有助于你了解自己，反过来也使你的来访者获益。你对自己的分析是了解你内在运作的一个非常有价值的方式，并使你的主要"工具"——你自己——保持敏锐。在这一章中，我将进一步讨论咨询对于你自身良好功能的重要性，以及对于那些带着问题来找你的来访者的重要性。

/ 因个人原因接受治疗

很多年前，当我还在读研究生的时候，我项目组里的学生们发生了一些重大的生活变化。在那段时间里，有很多人结婚，同样也有很多人离婚，或有其他重大变化。多年来，在我对研究生进行教授和督导的过程中，我也注意到了相同的趋势。研究生阶段是一个调整的时期。这些变化中有很多与进入成年期发生的生命周期事件相吻合，还有一些转变来自独具特色的训练环境。无论如何，这是一个具有重大转变的时期，并伴随相应压力的时期，如经济、工作和生活条件的改变，以及不断被淹没的感觉和与他人竞争的感觉。

对于那些接受心理治疗训练的人来讲，另一个压力来源是临床技能的不确定性，其模糊不清的性质，以及在施展这些技能上的困难。你是如何**开展**心理治疗的？很多学生来回踱步，对无法掌握这项任务而感到挫败。此外，当人们在生活中做出重大调整的时候，学习心理学式地思考可能会导致持续的自我审视和自我完善，而导致婚姻不和谐。新手从业者存在高度的压力和普遍的焦虑，这一点与研究结果是相一致的（Cherniss，1995；Pearlman & MacIan，1995；Skovholt & Ronnestad，1995）。

这一时期的内部和外部变化，至少是充满压力和困惑的。盖伊（1987）曾就治疗师的个人生活写过大量的文章，他引用的研究表明，接近 82% 的研究生一年级学生报告有严重的焦虑，将近一半的人有长期的抑郁，每次发作至少持续 3 天，接近 1/3 的人存在严重的睡眠问题。不幸的是，焦虑和抑郁似乎是研究生新生的常态。更令人苦恼的是，他们中的很多人都不敢与考评自己的老师或与处于竞争关系中的同学分享这些担忧。

压力不仅发生在研究生以及初级治疗师中。在前几章中，我概述了许多与作为临床工作者有关的特殊问题，从管理型医疗到自杀的来访者。我也提到了令人不安的统计数据，在过去 3 年中，每 4 个治疗师中就有 3 个经历过重大困扰，超过 60% 的治疗师在他们生命中的某些时刻遭受过临床意义上的抑郁（Epstein，1997）。最近的几项研究证实了这些残酷的调查结果（Gilroy，Carroll，& Murra，2001），尤其是女性，她们的人数与男性的比例为 3∶2（Gilroy，Carroll，& Murra，2002）。仅仅这些数字就足以鼓励你去做个人治疗了。

幸运的是，很多治疗师的确通过接受治疗来处理他们的压力。在一项关于临床心理学研究生心理治疗使用情况的大型调查中（Holzman，Searight，& Hughes，1996），75% 的作答者表明他们在生活的某个阶段接受过治疗。虽然他们普遍提到了寻求治疗的个人和职业问题，但很多治疗师也因为一般人都会遇到的临床问题而得到帮助，比如抑郁或婚姻家庭冲突。一个令人不安的发现是，近 25% 的人表明他们在接受研究生训练期间曾经或正在经历抑郁。不仅仅是研究生为自己的问题寻求治疗，超过 2/3 的从业者接受咨询是为了处理个人冲突（Prochaska & Norcross，1983）。

即使你并没有出现任何症状，为了个人成长而接受心理治疗也是一个好主意。一位来访者将接受治疗作为他的常规"调整"。他每隔一段时间就会来一次，确保一切都在正常运行。无论你需要的是一个全面检修，还是简单的调整，你都能在个人心理治疗中找到。那些被同事们评价对工作热情且投入的心理学家们（Dlugas & Friedlander，2001）渴望获得反馈和督导，一些心理学家寻求心理治疗以面对人际障碍，并确保他们的"工具"处于正常工作状态。

在罗耐斯泰德和思科夫霍特（2001）对资深心理治疗师的研究中，结果指出学生和从业者需要不断处理和反思童年经历对专业功能的影响。平均年龄为 74 岁的资深治疗师们表示，即使到职业生涯的晚年，童年经历仍然对他们产生影响。为了获得最佳发展，临床工作者需要不断反思这些童年经历对他们所产生的影响。个人治疗无疑为此提供了一个载体。

在我自己对心理健康专业人士的调查当中，很多人把接受治疗作为他们给新手治疗师的建议之一。他们典型的意见是这样的："准备好接受至少一年的个体和团体治疗，以深入了解你自身的人格和议题，并使你自己对来访者可能会有的体验更加敏感。"

/ 因专业原因接受治疗

毫不意外，临床工作者的苦恼和职业损害会对他们的来访者产生负面影响。临床工作者可能无法有效地使用他们的技能，因为他们的功能无法达到最佳水平，作为治疗师的工作让他们痛苦（Sherman & Thelen，1998）。就像珍妮特·科斯特（Janet Coster）和米尔顿·施韦贝尔（Milton Schwebel）（1997）提醒我们的那样，"我们可以通过接受这样的事实来为自己提供良好的服务，即所有从业者都非常容易受压力影响，在我们职业生涯的某个阶段，我们可能正在受损的路上"（p.12）。这种损害可能会影响你的来访者，表现为来访者无法集中注意力或更严重的违反伦理和越过边界。虽然这既不是一个令人欣慰的想法，也不是一件值得期待的事情，但这是容易预防的，并可能会成为你进入治疗的动力。如果你不为了自己这么做，就为了你的来访者去做吧。研究表明，治疗师将自己建立关系的方式和早期童年经历带入他们的工作中，经常重新创造它们（Jackson & Nuttall，2001；Leiper & Casares，2000）。出于这个原因，对自己内心的理解在临床实践中是非常有用的，这样你就不会把自己的"滤镜"带入治疗室当中。

在一项考察个人治疗对临床工作者工作能力的影响研究中发现，接受治疗可以通过多种方式对临床实践产生积极影响（Macran，Stiles，& Smith，1999）。心理健康专业人员通过自己接受治疗，对他们自己、他们的来访者，并对治疗过程有了更好的理解。他们通过拥有一个榜样，了解到治疗师的影响力的重要性，因此，他们体验到需要更好地照顾自己和设置边界。他们也更尊重他们的来访者，学会信任他们，不过早地拯救他们。此外，治疗师能更好地区分他们自己的和那些属于来访者的感受，在更深的层面上工作，并判断治疗的节奏。这无疑表明，自己接受治疗可以大大提高临床实践的有效性。

自己去见心理咨询师的另一个理由是：要了解你的产品。如果你的职业是"开展"治疗，你需要亲身了解那需要什么，以及成为一个消费者意味着什么。尽管很多心理治疗师全职做咨询，但没有"心理治疗"的学位。你主修社会工作、心理学、精神病学或者其他学科，准备开展治疗的大部分时间被花在课堂的说教工作或阅读上。此外，很多临床工作者很少有机会看到有经验的临床工作者开展心理治疗，因为治疗就其本身而言是一种私人活动。去成为一位治疗师的来访者为新手心理健康专业人员提供了一个机会，来观察另一位从业者是怎么做的。大概 1/3 的心理治疗师寻求治疗的部分原因是为了训练自己，以获得体验性学习，看看坐在来访者的椅子上是什么感觉（Prochaska & Norcross，1983）。

对治疗师来讲，在理论取向上最重要的因素是他们自己的个人治疗师对他们的影响及其特定框架的影响，这不足为奇（Guy，1987）。（一个人所分配到的临床督导被列为最不重要的因素！）这些发现当然是有道理的。对你影响最大的是你的**个人体验**。你通过被治疗来学习如何开展心理治疗，就像你通过被养育来学习如何成为父母一样。影响你的不是你所阅读和学习的关于正确治疗和正确养育的知识，而是你的**体验**。你学会了什么有用，什么没用，该做什么，不该做什么。这是一种共情，因为你体验过，知道坐在病人的位置上是什么感觉。亚隆（2002）总结道，"在我看来，个人治疗是迄今为止治疗训练中最重要的部分"（p.40）。我非常同意！

成为一名心理治疗师和成为一名会计、水管工或园丁不同。这不仅仅是一份工作、一个职业，而且也是一种生活方式。因为你大部分的工具都是你自己的内部运作，所以接受心理治疗几乎是熟悉这些工具和产品——你所提供的服务的必要条件。

如果治疗让你变成一个更好的——不说是更开心快乐的治疗师，那么不幸的是，一些临床工作者并不接受个人治疗，因为他们担心自己将会被判断为情绪不稳定或不适合从事这项工作。尤其是受困的临床工作者，尽管他们不在最佳状态的时候执业会面临危险，但他们还是不愿意这样做

（O'Connor，2001）。承认严重问题的尴尬，以及对结果的恐惧，往往阻挡了他们寻求帮助的脚步（Barnett & Hillard，2001）。他们往往也会有安排协调方面的考虑，试图找到一个他们在个人生活或专业领域中都不认识的治疗师。即使他们决定寻求帮助，可用的资源也很有限。当然，人们会有一种根深蒂固的态度，即治疗师应该成为心理健康的典范！尽管有很多实践者会毫不犹豫地报名参加工作坊来提升他们的临床技能，但有些人对寻找最直接的途径持非常谨慎的态度。在一项研究中，1/3 受访的从业者表示他们不会去见治疗师，很多人将此视为软弱的表现（Deutsch，1985）。

大多数寻求治疗的临床工作者表示，这对他们与来访者工作产生了积极的影响（Gilroy，Carroll，& Murra，2001）。出于他们的个人体验，他们描述对来访者的共情提高了，在治疗进展缓慢的时候有了更多的耐心，并对做出改变通常是多么困难表示赞赏，以及对心理治疗过程本身产生更多的信心和信任。

在一本关于治疗师的个人和专业反思的书《*治疗师如何改变*》（*How Therapists Change*）（Goldfried，2001）中，不同取向的心理治疗师将治疗列为对他们个人成长以及与来访者工作的主要影响。一位名叫林恩·雅各布斯（Lynne Jacobs）的格式塔分析治疗师（2001）发表声明，称这样的经历对她来讲意味着什么，"我自己的看法，从认为某些经验根本不可能和他人分享，到认为我所有的经验都潜在地可以分享……现在，我和来访者的工作开始反映出我在自我分析中的体验。我仔细倾听他们对自己的看法，并密切关注我的倾听未能满足他们的迹象，即使是在一些很小的方面。这对我的来访者的影响是巨大的。在接下来的几个月里，我的来访者都在说，将他们最脆弱的感受带入和我的对话中，他们感到非常安全。他们谈到一些之前无法用言语表达的东西"（p.284）。另一位心理治疗师（Mahoney，2001）是这么说的，"我了解了治疗关系的核心，我开始放宽自己的一些要求，去理解我的生活以及来访者生活中所发生的一切"（p.194）。

通常很难区分心理治疗对你个人生活所产生的影响和对你职业生活产生的影响，但接受心理咨询会使两者都得以加强。尽管很多人在没有掌握方向盘的情况下学习驾驶汽车，但很多治疗师和培训项目就是这么做的。

接受治疗除了众多对个人生活和职业生活的好处，除了已经讨论过的那些，还有很多不那么具体的影响。劳伦斯·帕尔曼（Lawrence Perlman）（2001）列举了很多治疗中的"偶然"所得，超越了他们预期的影响，包括无意中的榜样作用、学习坚持常规，或简单的安慰剂效应。这些偶然的好处经常被推广到一个人生活的其他方面，因此，其家人和朋友也可以从这些偶然的好处中获益。

╱ 治疗是否有效？

如今果你一定要问这个问题，那可能是时候离开这个领域了！甚至有一位最终这么问的同事说，她所用来处理工作要求的最成功的工具或策略之一是"离开这个行业并寻求治疗，直到我能找到另一份工作"有时候你可能需要通过治疗来了解成为一名治疗师并不适合你！马丁·塞利格曼（1994，1995）引用了治疗有效性的证据。然而，如果你还没有亲身体验过，现在就想办法体验一下吧！

即使你已经接受了治疗，并且不打算再见治疗师了，你也可以继续通过自己进行"强化"治疗来继续获得好处。阿尔文·玛鲁（Alvin Mahrer）（2000）在给治疗师关于如何补充自己能量的建议中，提议对自己、为自己、由自己进行体验式的咨询。在这些咨询小节里，他保留一小时，进入他的隔音办公室，躺在一张舒适的大椅子上，使用冥想技术和梦的工作相结合的方式进行咨询，就像他对来访者做的那样。正如他所述，"如果治疗师真的对他们的专业工作有信心的话，他们会在自己的个人生活中对自己、为自己使用这些方法，这似乎是明智的"（p.229）。这可能并不适用于每个人，但如果你目前并没有接受治疗，并且觉得有必要进行调整，为自己安排一次心理治疗可能会是一个好的开始。

> ### 自我评估
>
> ● 接受心理治疗对我来说，可能（或已经）有哪些个人或职业上的益处？
>
> □ 发展力量，以应对职业中固有的压力、其他压力，或两者兼而有之
>
> □ 获得对自己行为的领悟
>
> □ 实现个人成长
>
> □ 解决可能干扰我生活或工作的问题
>
> □ 体验作为一个来访者的感觉
>
> □ 学习治疗的过程
>
> □ 观察其他治疗师的工作
>
> □ 学会接受反馈
>
> □ 使自己成为更有效的治疗师
>
> □ "机缘巧合"，非预期的好处
>
> □ （其他）
>
> ● 如果我还没这么做，是什么在阻碍我进入治疗？

"心理治疗有助于你了解自己，
反过来也使你的来访者获益。"

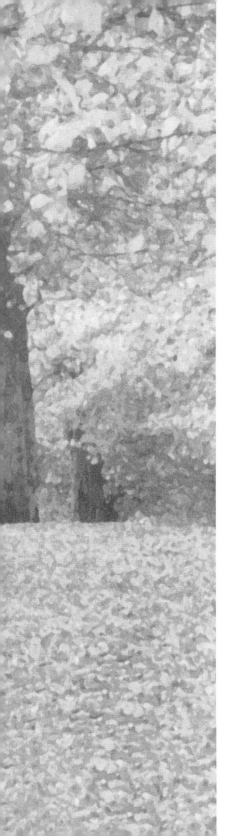

第 **17** 章

与你的同事们交谈

如果你没有跟一个或更多的同事建立密切、合作、信任的关系，我们建议你这样去做。

——珍妮特·科斯特和米尔顿·施韦贝尔

If you do not have a close, cooperative, trusting relationship with one or more colleagues, we advise you to establish one.

—Janet Coster and Milton Schwebel

除了你自己的身体信号和个人心理治疗外，你的同事在给你反馈和支持方面也能发挥重要作用。治疗师和研究从业者压力的研究人员都一致主张与你的同行交谈，将其作为对心理治疗行业危害的一个强有力缓冲（Dlugos & Friedlander，2001；Guy，1987；Maslach，1982；Norcross，2000；Yalom，2002）。我所调查的治疗师也提到，与其他临床工作者的互动是他们应对工作压力最有效的工具之一，也是作为治疗师最大的回报之一。这些评论是他们对其他心理健康工作者们的代表性建议：

"组成一个和睦的治疗师小组，定期会面。不仅交流有用的信息，而且在一个保密的环境中认可、支持和关心彼此。"

"尽可能多地与其他值得信赖的知己、朋友或治疗师谈论来访者、执业生涯或个人的担心。"

"与支持你的、有经验的同事交谈，即非正式的咨询。"

"与你的同行分享。"

"努力发展与同事的关系，尤其当你是私人执业的时候。"

你的同龄人非常重要，无论个人和职业上都是如此。除了一起社交、欢笑或抱怨以外，你还可以向他们咨询，向他们学习。尽可能正式和非正式地利用你的同事们进行咨询、人际支持、专业发展和建立关系网。

/ 将与同行的正式和非正式会面作为你常规日程的一部分

你的同事可以为你提供指导，成为你发展的重要资源。如果你在一个机构工作，你整天都在积极互动，就建立了很多支持。有正式的员工会议，也有非正式的磋商，在大多数情况下，你只需要敲敲门就可以提出一些想法、发泄一下或者吹吹风。如果你在私人执业，你更有可能变得孤立无援，必须积极努力与你的同行保持联系，将其作为你日常生活的一部分。

虽然我很享受作为一名独立的执业者，但我还是很怀念在机构工作的一些方面，无论是在咖啡机旁的闲聊，总是有人可以一起吃午饭，在员工会议上咨询不同的来访者，参加定期的教育工作坊，或者只是简单地去别人的办公室聊聊天。我仍然做了很多这些事情，但我必须努力让这些成为我常规工作的一部分。我需要确保它们被写进我的日程表里——它们不会像我在一个大机构工作的时候那样自然地发生。

其他进入私人执业的治疗师也说他们怀念在其他环境中自然建立的社交和关系网。科特勒（Kottler）和哈兹勒（Hazler）（1997）写道，有时候治疗师可以花一整天的时间只见来访者，他们渴望有人陪伴。科特勒和哈兹勒建议在一天中安排一些时间与他人见面，积极参加专业组织，或加入一个支持小组。"我感到非常孤立和孤独，"一位年轻的兼职心理学家及母亲希瑟说，"我去办公室，一个接一个地接待来访者，从来没有和其他人交谈过。"当我问希瑟为何她没时间吃午饭、参加专业会议或没有其他与同事互动的机会时，她的回答是我多年来听到的典型答案："我花不起这个时间。我每周只有 3 天在工作室，而且我任何工作上的时间都需要投到来访者身上。此外，这需要花费太多的精力。光是安排就得花时间。而且，其他人都很忙。"

是的，这确实需要时间；是的，这确实很费精力；是的，这确实占用了接待来访者的时间。然而，如果同伴关系是你人生的血液，如果他们在个人和职业上滋养了你，你就需要为它们腾出空间，**把它们纳入你的日程表**。在之前的章节里，我讨论了如何让你的日程表成为你最重要的工具。与其他临床工作者的会面应该是你每周例行工作的一部分，而不仅仅是在时间允许的时候。

有哪些方法可以做到这一点？一周至少安排一次与好朋友或同事共进早餐或午餐。我很幸运，有人同时在隔壁办公室工作，我不会用任何东西来交换我们的午餐！在不同的时候，我们有其他的同事加入我们。这是定期写在我预约本上的，这样我就不需要不断地协调或计划。我们还会去附近的地方，这样的过程一共只需要一个小时。除了这种每周一次的情况，我还尝试安排与其他人共进午餐。可能不像我在一个大机构里工作那样频繁，但它可以避免我感到孤独。

除了每周中午的聚会，加入志同道合的治疗师协会也是一个好主意，在那里你能把社交和咨询结合起来。多年来，我一直与少数临床工作者会面。我期待这些每月一次的聚会——美味的午餐、良好的陪伴，以及请教和分享观点的机会。如果你不知道有任何正在进行的小组，你可能希望自己也开设一个。

也有很多网络早餐会或午餐会，其中的成员要么与你的专业相同，要么在一个共同的地理区域工作。无论你在别人家里吃一顿家常便饭还是在餐厅会面，看看你可以做些什么来参与进去。这是一种你能把生意和愉悦结合起来的情况！加入专业的组织并参与其中！

有些协会以继续教育学分的形式提供额外福利。加入协会另一个好处是有机会建立关系网。如果你像希瑟一样，担心放弃创造收入的来访者时间，有机会与他人交流实际上可能会给你带来更多的转介。试着找到一个符合你需求的小组，**并定期参加会面吧**！

/ 与你的同事交谈以获得人际支持

我在机构工作的其中一个回忆是，一位治疗师敲响我的门说："我需要尖叫。"她关上门，放声大叫，然后在脸上挤出一个开心的笑容，出去迎接她的下一个来访者！当然，有一个可以释放情绪的地方是极好的！

同事们可以成为发泄大大小小挫折的良好资源，往往是因为他们提供给你倾听的耳朵。很多时候，他们给你的不仅仅是这些——反馈、安抚，还有更多其他的东西。无论是抱怨保险公司，还是尝试处理来访者自杀的后果，与你的同行交谈都是非常有帮助的。临床工作者同行们可以成为友谊、支持和定期分享的来源。在科斯特和施韦贝尔（1997）对专业心理学家良好功能的研究中，对绝大多数被研究的人来说，同行支持是最优先考虑的。亚隆（2002）认为治疗师支持小组是很多临床工作者抵御风险的支柱，他已经参加了一个为期 10 年的治疗师支持小组，由 11 名男性组成，他们每周都会面。

像亚隆这样繁忙的专业人士都定期抽出时间与他的同事聚在一起，证明了这些会面的重要性。根据我们对人际支持在抵御压力方面的作用的了解，这也不足为奇。从朋友和同事那里获得大量社会支持的人，更少因为生活变化和日常困扰而感到不安（Buunk & Verhoeven，1991；Roos & Cohen，1987），也不容易遭受压力所带来的负面影响（Mallinckrodt & Bennett，1992）。

/ 利用你的同事进行咨询和督导

除了为你提供社会支持外，其他治疗师也可以是很好的咨询来源。与值得信赖的同事讨论来访者的问题，就像是接受宝贵的督导。你可以看到另一个视角，并获得一些新的想法，尤其是当你感到困顿或受阻的时候。我一直很感谢有机会与其他临床工作者讨论具体的治疗或工作问题。实际上，在某些情况下，心理学家需要这么做，而拥有另一种观点通常是一种安慰和解脱。

来自其他从业者的咨询和督导是非常值得的活动。在有经验的咨询师为帮助新手咨询师成为快乐而有效的治疗师而提出的各类建议中，接受规律的督导是其中之一。以下是一些典型的回答：

"定期接受良好的督导。"

"规律地接受督导！"

"接受同行的评价。"

"始终在督导下工作，可以通过雇佣督导的团体小组，或者通过治疗师讨论案例的同辈督导安排。"

在对热情投入工作中的治疗师的研究中（Dlugos & Friedlander，2001），除了一个被试以外，所有的被试都提到了接受督导的作用，无论是正式的还是非正式的。他们承认，作为一名独立执业者，要获得恰当的反馈是困难的，也是必要的。正如一位治疗师所说，"单独工作是更加困难的，也可能是致命的，因为在你的一天之中没有安排督导。你必须确保让它发生。你不用开会，看不见大家在大厅里走动，这是很孤单的。你必须安排好时间。午餐是一个机会，可以谈论你即将遇到的问题或个案的内容"（p.301）。

正如他所说，"你必须让它发生"与同事进行定期的会面是做到这一点的方法之一。即使你可能已经满足了正式督导的要求，你仍然可能决定定期接受督导，作为获得反馈的机会。就像心理治疗一样，频繁的督导和咨询可以成为"让你保持诚实"的方式，正如一位同事所说的，确保你的"工具"——你自己——是干净的。如果你对来访者有不舒服的感觉，它可能会尤其有用，当你能开放地讨论这些感觉的时候，它可以防止不恰当的卷入（Grosch & Olsen，1994）。

如果你有兴趣寻求进一步的督导，你所在的地区或专业协会可以帮助你提供正在进行的团体或提供这样服务的临床工作者信息。否则，一定要采取非正式咨询。

/ 为你自身的学习和职业发展与你的同事交谈

督导、职业辅导、工作坊和其他形式的培训对于你的专业成长来讲都非常重要，你可以向其他同事寻求持续的学习和成长。与同行交流不仅使你成为一个有心理弹性的治疗师，也使你成为一个有智慧的治疗师。咨询、督导和参加专业工作坊对你的专业成长很重要。在对资深心理治疗师的研究中，研究者得出结论，为了获得最佳发展，从业者需要不断反思和处理专业和个人经历。咨询和督导是心理治疗师将他们的经验转化为智慧的地方，可以帮助他们的来访者（Ronnestad & Skovholt，2001）。幸运的是，大多数治疗师都需要接受持续的教育，并向他们的同行学习，你可以尽最大的努力使这些专业成长的机会最大化。

经验丰富的从业者一而再，再而三地提到，持续的学习对成为一名快乐而有效的治疗师来讲至关重要，他们的评论如下：

"不要停止让自己置身于可以提升自身洞察力的情况当中，得到同行的评价，并保持在这个领域不断获得更新。"

"关注继续教育的机会。"

"参加培训，并进行广泛的自我教育。"

"最重要的是，要追求最大程度的自我成长。"

我已经在前面的章节中略微提及持续学习的价值。持续获得知识对防止职业倦怠非常重要，尤其是在停滞阶段，补救措施之一就是接受进一步的教育。良好和快乐的治疗师是不断发展和学习的，无论是在个人还是在专业上。

正如从事心理学工作近 40 年的心理学家乔治·斯特里克（George Stricker）（2001）所写的那样，心理治疗师需要"有科学家的态度……并将科学家在实验室中表现出的好奇心、求知欲、奉献精神以及自我反思的态度带进咨询室里。一旦这样的态度得以维持，学习就会持续，一旦学习能够继续，心理治疗的实践和来访者的福祉都会得以加强"（p.80）。

╱ 帮助你的同事进行自我照顾

《美国心理学会心理学工作者伦理守则》（2002）强调，治疗师不仅要自我照顾，还要帮助那些和你一起工作的人——专业同事以及来访者进行自我照顾。该守则中的"善行"和"不伤害"原则包括恰当的行为、确保与你互动的人的福祉，并就有关这些内容对他们进行教育（Barnett，2003）。在你与同事的关系中，这转化成了什么？这意味着不仅要在自我照顾上帮助和你有关的人，还要尽你所能促进有益的互动，不造成伤害。

当我还是一个初出茅庐的研究生时，入学不久后的一天，目前已故的心理学系主席 B. R. 布吉尔斯基（B. R. Bugelski）博士在大厅拦住我，问我过得如何，是否有足够的钱来支付开销，以及其他类似的问题，以示他关心我的福祉。这件事深深地触动了我，给我留下了不可磨灭的印象，因为近 40 年后我仍然记得他的善意。他没有问我的成绩、我的成就、我的工作——他所关心的只是我的福祉。他关心的是**我**。

当我告诉一位同事，我在撰写与治疗师的福祉相关的内容，并问她是否愿意回答我的一些问题时，她也同样被触动了，"你的意思是有人关心**我们**——而不仅仅是我们做了什么？我们总是在照顾别人——没有人过问**我们**的情况！"

你可以在自我照顾上帮助你的同事，只需要对他们的总体福祉表现出全面的兴趣："你过得怎么样？""你还好吗？""你**真的**还好吗？"如果你关心他们，你可以进一步询问："你有足够的时间留给自己吗？""你开心吗？""你睡得好吗？""你吃得好吗？""我可以做些什么来帮助你吗？"当然，如果你在正式督导某人，并已经很了解他（她），问这些问题会更合适。但如果你的问题不是侵入性的或自视甚高的，而是反映出对他们真正的关心，即使是同事也会感激你的。这可能看上去很简单，但正如前面两个例子所述，仅仅询问他们过得如何，本身对他们来讲就意味着很多。就像一位善良的父母，你正在发出强烈的潜在信息："我关心你，关心你的福祉。"如果你处在正式的督导或咨询关系中，你可以不仅仅表达关切，而是进一步教育他们如何进行自我照顾。

你可以通过正式和非正式的渠道帮助其他治疗师照顾好自己。理想的情况下，学习良好的自我照顾习惯应该从研究生阶段开始。如果你在教授或者督导学生，你可以通过自己实践这些习惯来作为榜样。例如，你可以问自己："如果我以工作狂的生活方式为榜样或要求他们采纳这种生活方式，我如何在自我照顾上教育我的学生呢？"

除了践行良好的自我照顾习惯以外，你还可以在同事之间展示有益的关系，让你的受训者可以效仿。创造一种有益的氛围，字典上将其定义为"友善和仁慈的品质"。不幸的是，同行之间的互动并非总是如此，尤其是在一些环境里，竞争、惩罚和敌对性的贬低是司空见惯的事情。同事之间的敌意互动是如此适得其反，以至于促使美国心理学会的主席罗伯特·斯腾伯格（Robert Sternberg）博士写了一篇题为《文明礼貌》（*To Be Civil*）（2003）的文章。就像他所说，"作为一个领域的从业者，我们需要为我们的同事和下一代树立更好的榜样，发挥积极而非消极的领导作用，最重要的是，对我们交往的人要保持礼貌"（p.5）。

关心和尊重是良好示范和指导的基石，也是教育你的受训者如何照顾自己的基石。这可能看起来相当基础，也很简单，但如果你看重受训者的时间，认真对待他们的担忧和福祉，他们也将学会善待自己。谢里在与学生的互动中经常问自己这些问题："如果我一直让他们等着的话，我在自我价值上教会他们的是什么？""如果我不及时回复他们的电话，他们在关于正确的职业行为上学到的是什么？"换句话说，她认为在教育她的受训者方面，她的**所作所为**与她所说的话一样重要。

除了在自我照顾、积极有益的互动方面进行非正式的指导和榜样示范以外，你还可以教育治疗师如何照顾自己。如果你是督导，我建议你花大量的时间询问并教授关于职业倦怠的内容，并以你的经验分享一些收获。你也可以帮助你的受训者监测他们的工作时间，问问他们是否有足够的"我"的时间，并观察他们是否有掉入过度责任化陷阱的迹象或职业倦怠的症状。

如果你是一个学生或者新手，不要害怕询问有关的具体信息。如果你没有一个"内在"的导师，一个关心你福祉并把你放在他或她庇护之下的导师，尽你所能找到一个，无论他是以督导的身份还是一个可以帮助你发展长期健康习惯的治疗师。这么做的时机是现在，而不是等你精疲力尽或决定完全离开这个领域之后。我希望在你的职业发展过程中，你会有一些有用的指导关系。关于指导的好处，包括更好的培训、职业上的成功和专业认同，以及如何寻找一个导师并从这一经历中获得最大利益的更多信息，你不妨阅读 W. 布拉德·约翰逊（W. Brad Johnson）和詹妮弗·M. 胡韦（Jennifer M. Huwe）写的《**在研究生院获得指导**》（*Getting Mentored in Graduate School*）（2003）这本书。

理想情况下，避免职业倦怠的教学应该是强制性的，并成为培训项目的正式部分。在我看来，培训项目不仅要教授健康的自我照顾习惯，还需要用行动来跟进。例如，当我们经常要求正在接收训练的治疗师每周工作 60 小时及以上，当他们每时每刻都忙得不可开交，当他们没有时间"生活"，没有时间睡觉，或者没有时间做其他事情时，我在给他们传递什么信息？正如一位同事曾经告诉我的那样，"我们花了这么多年的时间使他们去人性化，然后期望他们在多年后觉醒，就像瑞普·凡·温克尔^①（Rip Van Winkle）一样，重新为人。"重要的是要建设培训项目，让我们在研究生院、实习和住院医师项目中度过的几年不被视为拥有生活之前的监禁期。

如果你作为另一位治疗师的督导师，而你发现他（她）有职业倦怠的迹象，你该怎么做？你如何帮助其他看似需要自我照顾而没有意识到这方面的专业同事？这个问题比较棘手，因为你可能不想被别人认为具有侵入性，与此同时你又很担心。当你看到你所关心的人存在这个问题时，要像对待任何其他情况一样对待这个问题。"我注意到这样、那样的问题，"你可能会说，"你还好吗？"分享你自己的一些经验可能有助于你的同事去承认这个问题。通常，就改善工作压力的方法提出一些建议（或者给他们这本书！）可能就足够了。然而，如果你感觉问题比这更严重，就鼓励他们去见治疗师。

为帮助受损或痛苦的同事们，舍曼和西伦（Sherman & Thelen，1998）在更广泛的层面上提供了以下指导方针。他们指出，由于大多数人都会在人生的不同阶段经历一些重大的个人或工作压力，培训项目可以在为受训者准备如何有效应对这些情况上起到积极的作用。教育的形式可以是强制性的工作坊、伦理课程或者临床实习。强制性的培训可以在之后持续进行，无论是通过继续教育课程，还是通过州立的执照委员会，都可以使此培训项目成为更新执照的要求。雇佣治疗师的机构也可以在新员工入职的时候进行关于职业困扰和损害的培训，并可以为所有员工提供类似的继续教育课程。此外，他们还可以强行规定针对处于痛苦中的治疗师的预设制度，比如此时减少他们的责任或增加来自同事的支持。治疗师的自我照顾问题非常重要，需要在所有层面上予以关注。

---

① 美国作家华盛顿·欧文（Washington Irving）创作的著名短篇小说《瑞普·凡·温克尔》（*Rip Van Winkle*）的主人公。瑞普为人善良，却终日不事劳作。有一天，他为了躲避妻子的责骂，到山中打猎，遇到了早已作古的哈德·逊船长和他的同伴。瑞普禁不住诱惑，趁这些人没看见时偷偷地尝了一口他们的酒，觉得酒香四溢而再偷喝了几口。最后竟头昏脑涨、两眼发眩，不知不觉中睡着了，一睡就是二十年。醒后回到自己的村子里，发现村子里没有一个熟人，连他惧怕的妻子也已离开人间。——译者注

受损的临床工作者这一主题超过了这本书的范畴，但由于其意义重大，美国心理学会制定了一项强调教育和预防的对策，由各州立协会负责制订干预方案。关于这个话题的更多内容，请参考米尔顿·施韦贝尔，简·斯科里纳（Jane Skorina）和盖里·思科伊诺（Gary Schoenor）写的书《**帮助受损的心理学家们**》（*Assisting Impaired Psychologists*）（1994）。

作为本章的总结，为了你和同事的福祉，也为了你来访者的福祉，请定期与你的同事交谈。

自我评估

- 和同行进行正式和非正式的会谈是我常规日程的一部分吗？

- 如果不是，我怎样才能将它们定期纳入其中？请勾选所有适用的选项。

  ☐ 每周一起吃一次早餐或午餐

  ☐ 加入一个由治疗师组成的志同道合的协会，定期聚会

  ☐ 接受规律的督导或咨询，无论是正式的还是非正式的

  ☐ 定期参加工作坊和其他学习的机会

  ☐（其他）

- 我需要采取哪些具体步骤，将这些活动纳入我的常规日程里？

- 我有哪些方法可以帮助其他治疗师进行自我照顾？

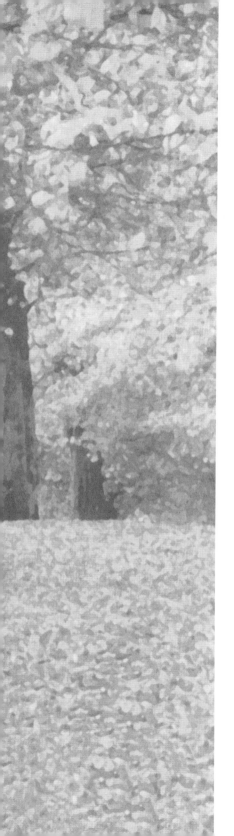

第 **18** 章

摆脱过度责任化的陷阱

这不是你造成的。你无法解决它。照顾好
你自己。

——南希·齐布罗，社会工作者

*You didn't cause it. You can't fix it. Take care
of yourself.*

——Nancy Zimbro, social worker

很多临床工作者，尤其是新手，陷入的一个导致职业倦怠的陷阱是：试图成为所有人的全部，并让自己对心理治疗的结果承担**巨大**的责任。这有时候也被称为"超级治疗师陷阱"或"拯救者陷阱"，其内容是这样的，"如果我是一个非常好（'超级''知道自己在干什么'等）的治疗师，我的来访者的情况就会改善"，或者反过来说，"如果我的来访者的情况没有得到改善，一定是我做错了什么。"显然，这些说法有时是有一定道理的。然而，正是由于你对来访者的福祉承担了**过多**的责任，不仅导致你产生职业倦怠，而且也对你所治疗的对象造成损害。

/ "没有人是不可或缺的"

一位督导曾对我说过这句话，当其他治疗师和受督者对来访者进行过多的照顾并为他们的来访者承受过大的负担时，我经常对他们重复说这句话。过度责任化（overresponsibility）的陷阱也会以这样的形式发生："我是唯一能照顾好这个来访者的人。"或"我需要在任何时候满足我病人的需要。"

一些研究者认为，这种过度照顾的背后可能会是一种"戴着面具的自恋"（masked narcissism），即认为自己很特别，比实际上更重要（Grosch & Olsen，1994；Welt & Herron，1990）。这样的照顾也可能是原生家庭问题的延续，治疗师回到了一个熟悉的角色（Guy，1987）和其他无意识动机中

（Sussman，1992）。无论起源是什么，都要学会识别自己何时参与了过多的照顾，并采取恰当的步骤放手。

心理学家莉迪娅发现自己感到精疲力尽、耗竭和挫败。在她看来，她一直和她的来访者谈话，所有时间都在回复紧急电话，并且感觉她好像没有自己的生活。在闲暇时间里，她担心来访者们的情况。她说："我正在遭受照顾者的耗竭之苦。"她认为没有办法摆脱这个陷阱——她是他们的治疗师，他们需要她、依赖她来帮助他们度过一个又一个危机。如果你发现自己比你的来访者更努力工作，并在两次咨询之间投入太多实际上的和情感上的"加班"，你很可能对他们的福祉承担了过多的责任，并剥夺了他们为自己做一些工作的权利。如果你对某一个特定的治疗个案投入过多，你可能再次承担了不属于你的责任。

研究表明，新手从业者尤其倾向于过度投入到来访者的咨询进程中，并承担更多的责任（Skovholt & Ronnestad，2001）。很多新手治疗师一开始就抱着作为拯救者的幻想，认为通过他们的治疗技术、共情和关怀，来访者将会发生巨大的改变。他们告诉自己，如果他们足够坚持，如果他们总是有空，或者如果他们说了正确的话，他们将会神奇地转变来访者长期的模式，并产生改变一生的转变。他们会越来越比来访者更努力工作，让来访者的危机变成他们自己的危机。他们开始为那些前来寻求帮助的人承担越来越多的责任，最后当他们英雄般的努力和辛勤劳动看似徒劳的时候，他们会以感到气馁、耗竭和愤怒告终。

可能出于某些原因，过度责任化的陷阱对新手治疗师来讲会更加明显。没有经验的临床工作者很容易高估自己的能力，起步太快。新手也经常不确定什么是现实的，可能会错误地认为他们的干预措施可以带来比实际情况更快、更彻底的改变。幸运的是，思科夫霍特和罗耐斯泰德（2001）的研究结果表明，随着从业经验的增加，他们更有能力承担恰当的责任。

注意你在与来访者的互动中出现的过度照顾的情况。当你发现自己接管了某事的时候，注意你的情绪。当你捕捉到自己感到精疲力尽或者厌恶的时候，看看你是否一直在进行拯救行为。没有人是不可或缺的——也不应该是这样的。如果你认为你是唯一能够帮助来访者的人，如果你认为没有你持续的微观处理，他（她）就不能成功的话，那么你就正在把自己放进过度责任化的陷阱里——这会导致你的职业倦怠并培养来访者对你的依赖。

/ 设定切合实际的期待

过度责任化的陷阱源于治疗师的完美主义，给你自己、你的来访者以及治疗过程设定不可能的目标。临床工作者中的完美主义是相当普遍的，这也会减少你对工作的乐趣。在一项对近 200 名平均年龄为 52 岁的私人执业心理学家的研究中，研究者发现，完美主义和对模糊性的低容忍度会降低开展治疗的满意度（Wittenberg & Norcross，2001）。如果你观察到自己参与了太多的照顾工作，在你的来访者身上投入越来越多的工作，但却以挫败告终，那么你可能对你自己和一般的心理治疗有一些不切实际的期待。

首先，正如一位临床工作者所建议的那样，"不要因为你不知道'一切'而害怕你的胜任力"，也不要期望'对所有人无所不能。'"乔治·斯特里克（2001）在他对作为一名心理治疗师的反思中如是说，"完美和确定性是不可能的……我们治疗师必须尽力而为，满足于'足够好'"（p.80）。

你可能理智上知道这一点，然而，可能有另一个声音说："是的，但我**应该**能够……"让那些"应该"滚蛋吧！如果你是一名新手治疗师，你至少需要花 5～10 年的时间才能开始感觉到开展治疗是舒服的。即使你是一名有经验的临床工作者，也会有很多时候觉得不知道自己在做什么，或者觉得被卡住。如果你告诉自己，"我**应该**知道这些"，或"我**应该**能够改变他的行为"，或参与到其他类型的"应该"说法中，那么检查这些信念会是一个好主意，转而关注在你控制范围内的事情。

正如一位治疗师在她给新手从业者的建议中所说的："这并不是你造成的。你无法解决它。照顾好你自己。"当然，这并不是说你或你的干预措施与治疗结果无关。心理治疗是团队合作，即使你的建议很巧妙，但除非来访者积极地使用它们，否则它们无法起到任何作用。正如整合存在主义治疗师阿图斯·博哈特（Arthus Bohart）（2001）所说，"……在来访者决定使用干预措施之前，干预措施的精彩程度并不重要"（p.238）。他继续补充说，虽然很多关于治疗过程的书将治疗师描述为英雄，但**来访者才是改变的最终原动力**。来访者并不是你强加给他们治疗的因变量，就像在医学中一样：他们是合作者，将你的治疗带入生活中。压倒性的结论是，"来访者，而非治疗师，是驱动治疗的引擎。治疗师提供了结构、工具和一个良好的工作环境。治疗中最重要的变量不是来访者的诊断或治疗师的干预，而是来访者的卷入和参与"（p.237）。

这对你来讲意味着什么？这意味着对于你能给那些带着问题来找你的人产生多大的影响，要持有现实的态度。治疗师的工作有时和试图在两个交战国家之间强加和平的外交调解员并无二致。无论谈判者的技巧有多高超，也无论和平计划有多健全，除非双方都想落实，否则无法实现任何改变。就像外交官没有造成两个国家之间的敌对状态一样，你也并不会引起来访者的问题。在你出现之前，这些问题早就有了一段历史。

设定现实的改变目标也意味着知道治疗的参数是什么。一位和严重抑郁且有自杀倾向的来访者工作的同事表示，她的目标仅仅是让他们继续活着。回到外交官的比喻中来，一个实用的目标可能仅仅是维持现状，防止战争爆发。一位和几个严重精神病患者工作的治疗师把让他们不住院算作她的成功。一位和脑损伤者工作的心理学家知道她能做什么或不能做什么。她无法逆转脑部损伤，但她可以为来访者的家庭提供持续性的支持。一位哀伤咨询师无法带走哀悼者的痛苦和悲伤，但可以提供一个安全、舒适的环境来供他释放情绪。请记住，你对这些问题没有责任。它们不是你造成的，你也无法神奇地把它们带走。设定现实的目标意味着只对你自己负责，而不是为来访者的行为负责。你可以让头脑连续坚持几个小时到最后，但你的来访者不会有任何行动，直到他们决定这么做。只关注你所能控制的事情。

设定可实现的目标也适用于治疗经验。如果你在等待那些神奇的佩里·梅森 ① （Perry Mason）式的顿悟瞬间，你的来访者获得一个领悟并因此而改变了他们的整个生活，你会很失望。大多数的改变是非常缓慢的，而且不是很戏剧性的。正如精神分析师莫里斯·伊格尔（2001）在他作为治疗师的反思中所说的那样，"启示录性的不切实际的目标，如人格转变和重生，对来访者来说是一种伤害，因为在其他事情中，他们轻描淡写了更现实和谦虚的成就，这些成就虽然不大，但对一个人的生活产生了重要的影响"（p.52）。

不要追求马上的**巨大改变**，但要注意微小的、渐进的成功。一个很难和他人打招呼的来访者不会在一夜之间蜕变成外向的人。为了你和他的利益，在实现大目标的过程中，强化小的成就是很重要的。就像一位治疗师所建议的那样，"避免通过'治愈'来评判成功"。

保持时间观。可能的是，当你想到你已经见了很多年的来访者们，你可能会记得他们从开始治疗后所取得的收获。一些来访者有了巨大的飞跃——另一些则是小步快跑。时间线有助于你有一个进展上的视角。不要期望马上就有结果。很多人花了几个月甚至几年的时间才在他们的生活中有明显的改变，过程中涉及了一系列微小的步骤。

在治疗中有现实的目标也意味着突出成功而不是失败。如果你进行完美主义的思考，你无疑会在错误上徘徊。相反，重要的是要看什么是有效的，

---

① 佩里·梅森（Perry Mason）为美国侦探小说《梅森探案集》中的主人公，是一位刚正不阿的律师。——译者注

强调"胜利"。同样的，你要关注治疗的过程，而不是结果。满意存在于**过程中**，而不是结果里。

　　设定可实现的目标意味着不要让发生的事情太个人化。你没有让人们抑郁或焦虑，你也没有责任去"修复"他们。如果来访者在你最大的努力下仍然没有改善，就把它作为进一步学习的机会。是的，可能你可以把一些事情做得更好，但要确保你并不是孤注一掷。对你自己、你的来访者和治疗过程要有切合实际的期待，以避免过度责任化的陷阱。

　　如果你仍然难以释怀，请提醒自己，一般来说，设定不合理的高目标会带来的一些危害，其中包括抑郁、焦虑、健康受损和生产力下降（Burns，1980）。对你自己或来访者提出不切实际的要求，其风险同样是灾难性的。过度理想化的专业人员，对他们能够实现的目标有异常高的期待，这会带来很高的职业倦怠风险（Farbor，1983；Guy，1987），并过着狂热的生活（Grosch & Olsen，1994）。在一系列由经历过重度抑郁的心理治疗师撰写的文章中，这些从业者大多表示，他们会以不同的方式做事情，并对自己能达到的目标有更切合实际的期待（Rippere & Williams，1985）。我鼓励你从他们的经验中学习！

/ 不要比你的来访者更努力

　　很多年前，我在治疗中见过一位女性——我叫她艾拉——她一周又一周地来抱怨她的丈夫。乔治是如此的肥胖、丑陋、令人厌恶以及脏话连篇（至少对她来讲是这样的），以至于她无法忍受和他共处一室。她在婚姻中如此悲惨，不知道如何能再忍受下去。她只是需要勇气离开，但不知道怎样才能做到这一点。我听了又听，当我听到乔治可怕的行为时，越听越愤怒。我不明白为什么有人要忍受这样的行为，我要尽我所能把她从这个"怪物"手中解救出来，包括——我很不好意思地说——我给了她一位离婚律师的名字。

17 年后艾拉的确离开了乔治——乔治抛弃了她。我听说这个消息的时候，我已经不再和艾拉见面了。我从中学到了什么？我对艾拉的婚姻过度投入，我比她付出更多。我为她做了所有的工作，并为她的不作为而感到挫败！

在治疗中，**来访者至少应该承担 90% 的工作**。如果你发现自己比来访者投入了更多的精力，那么你就承受了不成比例的负荷，同时也在这个过程中培养了来访者的依赖性。莉迪娅"因照顾病人而感到耗竭"，她把所有她认为是她在工作中的义务列了一个详细的清单。在她研究了这些条目以后，她意识到自己正在承担本该属于她的来访者或同事们的责任或任务，为他们做一些本来他们自己可以轻松完成的事情，并感到很有负担和怨恨。比如，莉迪娅给她的病人打电话。提醒他们预约咨询，这显然是他们的工作。她还经常扮演信使的角色，与他们的家人、医生或与他们有矛盾的人交谈，经常干预不在她控制范围内、与她无关的情况。她不断试图为他们"**解决**"他们的问题。她还意识到，她为那些利用她的同事完成任务，因为她是如此的一丝不苟和可靠。

莉迪娅为自己承担了多少并不属于她的责任而感到非常震惊。史蒂芬·柯维在一次关于有效管理的演讲中讲述了一个经理的故事，他承担了员工的问题或"把戏"。他的下属一个个地到他办公室，"嗨，老板，我没打那个电话。""没问题，我来打吧。""嗨，老板，不知道该怎么做。""放在我桌上吧，我会处理的。"员工继续把他们的"把戏"扔到主管的腿上。一天结束时，他们都离开回家了，而他却坐在办公室里整天处理他们的"把戏"。不要接受别人的"把戏"！马上还给他们，否则，你就会像这个经理一样工作到深夜，而其他人则轻松无忧地回家了，因为他们知道自己的工作已经被人处理了。

虽然想帮忙和"加倍努力"是令人敬佩的，但是过度责任化的确剥夺了来访者学习自力更生的机会，并给他们留下他们无法照顾自己的印象。有句谚语说："授人以鱼不如授人以渔。"过度卷入的治疗师不断用勺子给他们的病人喂食，而不是给他们提供自己动手的技能，这类似于为孩子的学校作业负责任的父母（"**我们**有家庭作业要做"），甚至有时候为孩子做作业！这在短期内可能是有效的——可能会带来更好的成绩，但从长远看来，这是在欺骗孩子，剥夺了他们学习自己做作业的机会和随之而来的成就感。

实际上，心理治疗师的工作与父母的工作并无两样。开展治疗和为人父母是仅有的两种最终目标是让自己从工作中解放出来的职业。虽然被需要的感觉很好，但你不会永远陪伴其左右，你的目标是帮助你的来访者或孩子学会自己去处理。承担过多的责任——为他们做本该他们自己做的工作，只会给他们传递他们没有能力的信息，并造成进一步的依赖。

学会放手，允许来访者用他们自己的方式来引导心理治疗的进程。你做得越多，他们就做得越少，就像我在艾拉身上发现的那样。让他们做事情，而不是为他们做事情。这并不意味着不积极或者不参与，不意味着不加倍努力来帮助他们感到舒适，不意味着不可接近。这只是意味着给他们机会自己完成任务，并让他们知道自己是可以的，从而感到满足。

承担教练、老师或顾问的角色，而不是一个"修理工"或者"拯救者"的专家角色。让你的来访者立即知道，**他们**，而不是你——才是最终推动改变的人，并在言语和行动中传达这一信息。就像本章之前所指出的，决定进展的最重要因素是**来访者**对治疗的参与，执行这一过程的人是来访者，而不是你。心理治疗师越是依靠来访者的资源，越多的改变就会发生（Bohart，2001）。下次当你被诱惑"过度照顾"的时候，请记住这一点。

就像珍妮特·皮帕尔（1997）给临床工作者的一个精神真理（spiritual truth）所说，人们会因为你对他们的期待而浮浮沉沉。如果你不断地"用勺子喂"你的来访者，他们会感到无助，没有能力照顾好自己。如果你决定不那么"助人为乐"，你可能想要解释你正在做什么。你也可能会非常惊讶——有时候那些你认为最没有能力照顾自己的人，当你停止照顾他们的时候，他们也能做到！

　　尝试尽可能地放手。你越是试图控制治疗过程，越是对治疗结果有所投入——就像我对艾拉那样，你就越会感到挫败。请记住，对你的来访者感到气愤是没有治疗作用的！其他治疗师（Mahoney，2001）经常谈到学会放弃控制是他们作为治疗师成长的因素之一，"……我开始放松自己的一些要求，以理解发生在我和来访者生命中的一切"（p.194）；"……我现在更有耐心，也更能够容忍不确定性。我不再急于改变来访者所呈现的困扰"（p.198）。

　　我从艾拉那里学习了允许来访者用他们自己的方式和时间表来引导治疗。心理学家亚瑟·科瓦奇（Arthur Kovaks）（1997）给出了一个在当今的执业过程中欣欣向荣和生存下来的建议，即让病人以他们自己的方式结束治疗，"不要逼迫病人超过他们想要的时间留在治疗中，让他们选择离开的方式——无论是通过一个漫长、痛苦的放手过程，还是突然离开。当他们离开的时候，温柔地播下改变的种子，希望它们以后能在你或同行那里发芽。但要自由地放开你的来访者"（p.17）。

　　摆脱过度责任化的陷阱意味着放手——放下对你自己、对来访者和对治疗不切实际的期待，放下对心理治疗过程中你无法控制的事情的要求。

自我评估

以下是一些与过度责任化陷阱相关的想法和行为。

● **哪些指标符合我？（请勾选所有适用的）**

☐ 在治疗结果上过度投入

☐ 感觉精疲力尽和耗竭

☐ 比来访者更努力

☐ 在两次咨询之间投入过多的情感或实际的"加班"

□ 让来访者的危机成为我自己的危机

□ 为他人承担他们自己可以做到的责任

□ 在治疗中做了超过 50% 的工作

□ 感觉我是唯一能帮助来访者的人

□ 大量的事必躬亲

□ 当来访者在我的努力之下没有取得进展时，我感到气愤

□ 在涉及来访者时，经常使用"应该"的说法（如"我应该能够帮他"等）

□ 期待马上就有很大的改变

□ 注重失败而不是成功

□ 把治疗过程中发生的事情个人化

□ 参与到拯救行为当中

□ （其他）

如果你有这些行为，或过度承担是你的问题之一，下面改编自梅洛迪・贝蒂（Melody Beattie）（1987）的活动可能会对你有帮助。写下所有你认为在工作中属于你的责任的事情：

● 我的责任：

现在详细列出在你的工作中，哪些责任属于其他人，包括你的来访者和同事。

● 其他人的责任：

● 我是否承担了太多本应属于他人的责任？

● 如果是，我需要采取什么措施来摆脱过度责任化的陷阱？

"设定现实的目标意味着只对你自己负责，而不是为来访者的行为负责。"

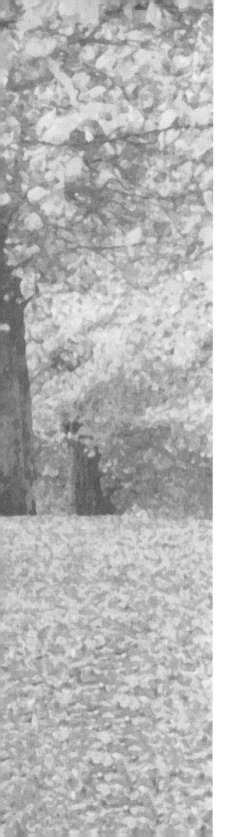

第 **19** 章

保持健康的距离

为了能提供最好的服务、护理、治疗或教育，助人者都应同时采用客观的疏离和敏锐的关心，而非只择其一。

——克里斯蒂娜·马斯拉奇，
《职业倦怠：照顾的代价》

To provide the best—whether it be service, care, treatment or education—the helper should use both objective detachment and sensitive concern, rather than choosing one over the other.

—Christina Maslach,
Burnout: The Cost of Caring

在第 12 章中，我讨论了在你的职业生活和私人生活之间划出一条界线，以此来管理你的外部环境的重要性。这一章，我将谈论在你的内部环境之中设定边界，并学习在你的工作和个人生活的情感需求之间保持健康的距离。当你日复一日地沉浸在陷入困境之人的内在世界时，势必会对你造成心理上的伤害（Sussman，1995）。作为治疗师，有一个悖论：一方面，你需要关心和共情你的来访者；另一方面，你必须保持一些客观性才能有效地工作。

什么是最佳距离？是一个让你感觉能安全地做自己，让你的来访者也感到安全的距离。为了你自身以及那些前来寻求你帮助的人的福祉，一些疏离是必要的。心理治疗关系是一段相互尊重和信任的关系，如果双方都没有安全感，就不可能有治疗效果。健康的距离不是近到让你失去了自己的视角和自己的心理健康。在极端的情况下，也不是近到威胁你的人身安全。它也不至于近到让你的来访者感觉不安全，因为他们认为这对你来讲太过分了。你无法应对，你太过于投入而不客观，或者你离得太远而根本不在意。无论理论取向如何，对治疗师来讲，为了能保持足够的视角来获得洞察和理解，一些疏离是非常必要的（Guy，1987）。

葆拉在和一个受虐待并威胁要自杀的孩子工作时，勾起了她自己的童年回忆。她说："我不想抵达那里。"她能意识到自己的感受，并在治疗中修通它们。她也认识到自己的局限。如果她的情绪对她来讲太过于痛苦，那么她可能无法对自己或她的来访者产生任何价值。虽然她的共情帮助她迅速感受并"理解"，但她没有足够的情感距离来知道什么是"正常"的。例如，当她和同事提及这个父亲对待孩子的情况时，同事大吃一惊。葆拉所知道的不足以让她感到惊讶，也不知道这意味着什么。她靠得太"近"了，没有采取客观的态度来恰当评估和评价这个情况。

你如何继续做一个积极的、关心的、温暖的人，并同时保持分离呢？在这一章中，我将讨论如何保持一个健康的情绪空间，同时保留养育性和共情性。

/ 识别作为治疗师的危险

正如约翰·诺克罗斯（John Norcross）（2000）在他给临床工作者的经过实践检验并以研究为基础的策略中所指出的那样，首先要强烈声明："心理治疗常常是一个艰苦卓绝的使命。"我们已经看到作为一名治疗师所涉及的压力。认识到这个事实并承认它。当你发现压力是你所从事的工作所固有的，而且几乎所有的从业者都会经历某种形式的困扰，这本身就具有治疗作用，也会因此促使你采取一些措施来减少不可避免的情绪损失，这是你工作的一部分。

无论你试图打下多少折扣，你不可能整天听别人的问题而不被他们生活中的一些动荡所影响。如果你能接受这个事实，那么你肯定要在你的情绪和来访者的情绪之间保持一个健康的距离——介于过度投入和冷漠之间。

为什么你必须要保留一些空间呢？首先，为了你自己，你必须把自己分开，以避免职业倦怠和同情疲劳。其次，为了你的病人，你需要发展出一些疏离感。"我从来没告诉过我妈妈任何事情，"一个年轻男性向我倾诉，"她会比我更难过。"你不希望你的来访者觉得你会比他们更容易动摇，或者他们不能和你说话，因为你无法处理这些问题。如果你想建立一种氛围，让人们感到可以舒适地讨论他们心里的任何事情，为了他们的利益而消除一些情绪是非常重要的。

/ 不要让来访者的危机变成你的危机

当我还在实习的时候，我为一个年轻人提供咨询，他的家庭似乎每周都会有生死攸关的危机。每次他叙述这些事情时，我都屏住呼吸，祈祷不要再发生任何可怕的事情了。我的情绪就像过山车一样随着这个家庭发生的事件起伏不定。有一天，我的督导把我叫到一边，说了这样一段话："在你家或者我家，如果发生这些事情，可能会被认为是危机。对于你的来访者，这就是一种生活方式。对他来讲，这不是危机；但对你来讲，这就是危机。"我把他的建议记在心里，并对我指导的很多临床工作者重复这句话。不要让来访者的危机成为你自己的危机。或者换句话说，不要对他们生活中的事情比他们自己更难过。你可能比他们更痛苦。

在上一章中，我强调了从历史性的角度看待来访者进展的价值。时间线可以让问题得到关注，并防止你夸大其词。在很多其他类似事件的背景下去看待危机，有助于你化解危机。很多治疗师报告说，他们经常在一次令人心痛的咨询结束后感觉非常痛苦。他们带着恐惧进入下一次会面，预见进一步的情感创伤，却发现来访者已经放下了上周发生过的事情，并专注在其他事情上。有了时间观，你就能与问题保持一定的距离，让你能将它视为一个更大模式中的一部分，把它放在背景里，而不是隐现在前景中。学会在更广阔的背景下看待问题，而不是目光短浅。看清大局。

我记得许多年前，我接待第一位贪食症患者的时候。她是如此的抑郁和无助，在短短的几分钟内，我发现我的情绪随着她说的每一个字而越来越低落。我变得越来越悲观。我该如何去干预她无助的循环呢？当我离开咨询，有机会获得一些距离的时候，我意识到我有两个选择：我可以让她在情绪上把我打倒，或者我可以试着把她拉上来。当我退后并获得一些视角的时候，我可以专注于正在发生的事情的过程上。这位女性陷入了我所听过的最消极的想法！一旦我意识到她的认知，我就可以告诉她，她正在做什么。毫不奇怪，她开始注意并改变她的思维模式。从那时起，我接待了很多厌食症患者，他们最初也是以无助、无望的想法开始的。当我能够退后，并向他们指出这个过程，而不是被他们的消极情绪所迷惑，我就能对他们有更大的帮助。

如果你发现你的情绪随着来访者起伏不定，后退一步，集中注意力在他们做了什么而让自己感觉如此痛苦上。这为你提供了情感上的距离，来保持不受干扰，同时也帮助他们获得一些视角。你需要比他们更冷静，否则他们的危机就会更加愈演愈烈。当我在一个自杀预防中心工作的时候，我们曾开玩笑说，当电话响起时，有两个人都处于危机之中：这个打电话的人和治疗师！你的冷静是必不可少的。如果你们两个人都惊慌失措，来访者就真的有麻烦了！

"我记得有一次我真的遇到了困难，"利奈特说，"我真以为自己失去了理智，要发疯了。我感到头晕目眩，以为自己要晕倒了。我很害怕，我甚至不知道该怎么办。我的心怦怦直跳，我感觉自己正在失去控制。我可以从我丈夫的声音和我周围所有人的语气中听出恐慌。我拿起电话，给我的治疗师打电话。我可以听到她冷静、坚定的声音，和其他所有人都不一样。我紧紧抓住电话不放。她看起来很镇定，不慌不忙。她的语气立马让我感到心安。我知道我会好起来，我并没有失去理智。她自始至终都保持着平静、稳定以及令人安心的语气。"要在危机中帮助来访者感到安全，情绪上的距离和冷静比任何时候都更重要。

/ 在你和来访者之间保持明确的边界

正如我在第 12 章所提到的那样，珍妮特·皮帕尔（1997）十大精神真理中的第一条是：良好的边界是神圣的——家庭和工作之间的边界，以及你和来访者之间的边界。除了在你和来访者之间保持边界的伦理和法律规定之外，限制对于治疗的有序进行也非常重要。乔治·温伯格（George Weinberg）在他的《心理治疗的核心》（*The Heart of Psychotherapy*）（1984）一书中，将治疗师的分离性作为心理治疗有效的主要标准之一。缺乏良好的边界不仅对你有害，也会改变你作为治疗师的立场，并对你的来访者产生不利影响，尤其是如果越界变成了侵犯边界（Gabbard & Lester，1995；Lamb，Catanzaro，& Moorman，2003；Pope，1990；Reamer，2001）。正如我在第 15 章中提到的，研究表明，当治疗师最耗竭的时候，他们更可能做出不恰当的行为或伤害他们来访者的决定。

下面是一些经验丰富的治疗师给新手从业者的建议：

"作为一位专业人员，与来访者之间保持明确的边界，因为他们的福祉和安全取决于你在这个方面的专业知识。"

"避免和来访者交朋友。"

正如在第 12 章中讨论过的那样，在治疗开始时，就双方期望的行为与来访者设定明确的边界是非常重要的。心理健康专业人员指南中明确列出了从业者和病人之间的边界：治疗师和来访者之间不能有双重关系（美国心理学会，2002）。这意味着不发生性行为、不社交、不约会、不进行商业合作，以及不接受贿赂或礼物。大多数时候，这些规则是非常一目了然的。然而，灰色地带呢？如果你在一个会议中，你的来访者——另一位治疗师，也在参加这个会议，而你们坐在同一张桌子上吃午餐，会发生什么？如果你们住在一个很小的镇上，被邀请去相同的地方，会发生什么？这些情况以及其他棘手的情况时有发生。在一项针对 1 319 名心理学家的全国性调查中，最常描述的伦理困境包括保密以及和来访者在专业关系上维持明确的边界（Pope & Vetter，1992）。

当我还是一个新手治疗师的时候，我的一个来访者，一位害羞、内向的女性，给我带了一个礼物——一大堆她烘焙的饼干。我知道规则是什么——永远不要从来访者那里收礼物。我牢牢记住不能从来访者那里接受任何礼物，所以我说自己不能接受。只要看一眼她的脸，我就知道我犯了一个很愚蠢的错误。我的来访者给我提供了一个她对我的情感信物，而我却愚蠢地拒绝了她想给我的东西。我坚持法律条文而不是感情，忘了人与人之间的连接是治疗关系的本质。我进入非黑即白的思维中，结果几乎是灾难性的。

礼物可能是模糊的领域，在评估接受它们是否超越了明确边界的时候要做出判断（Lyckhom，1998；Polster，2001）。我的准则是：这是为了来访者的利益还是我的利益？显然，如果是一个小礼物，尤其是前来接受治疗的人自己做的东西，为了表示感谢，为了表达纪念意义，我会热情地接受它。我桌上的心形书针、一个小盒子、一棵植物、一朵花、一首诗、一幅画，或任何小型的但象征治疗关系的小东西——我会感激地接受这些，因为我知道它们是感谢的具体表现。如果礼物明显不合适，我当然会拒绝，尽管我不得不说在我执业的整个过程中，这种情况从未发生过。从来没有人给我，或据我所知的任何治疗师，送过钻石胸针、保时捷、皮草大衣、夏威夷之旅，或其他任何具有让人为难的高额价值的东西。这些小而有意义的东西，我一直保留着，以便在咨访关系结束很久后还记得这些来访者。它们是真正发自内心的礼物。当你不确定礼物是否合适的时候，请与你的来访者谈谈礼物的含义。

我对于礼物的看法得到了大多数心理健康专业人员的认同。在一项针对心理学家、精神科医生和社会工作者的大型全国性调查中，只有极少数人认为接受 10 美金以下的礼物是违反伦理的，绝大多数人都这么做过（Bory & Pope，1989）。被最广泛阅读和引用的心理学伦理教科书（Koocher & Keith-Spiegel，1998）之一指出，接受小型实物性的象征，如自制饼干或一个不贵的礼物，通常不构成伦理问题。但当礼物不再"小"的时候，它就构成了一个治疗问题。

尽管规则非常明确地规定了不得与你咨询的对象进行社交活动，但有些情况需要判断。如果来访者的邀请明显超过了边界（"我们一起吃饭吧"），这在心理治疗行业是不被允许的。然而，有些情况并不那么明确，你可以使用与礼物同样的准则。如果你选择参加一个社交宴会，**要为来访者的利益着想，使之对其有所帮助**。该活动具有治疗价值，并象征着你在治疗中所做的一部分工作。事先与来访者讨论在哪些情况下你将如何处理保密和隐私，也会非常有帮助。

有哪些关于这些活动的例子？有三种情况，我参加了来访者的婚礼，当时我为他们提供了密集的婚前咨询。结婚是他们在治疗过程中取得成就的体现。在所有这些情况中，我说我不希望我的出现会引发他们的尴尬，但他们表示不会，并表示他们希望我能去。我觉得不参加将会被视为拒绝，适得其反。我还去参加了一个庆祝一位女性患癌症后存活 5 年的聚会，这显然是她在治疗中所做工作的象征。其他情况可能是，去参加来访者艺术展览的开幕式、一场演出、来访者的葬礼（在来访者家属认识你的情况下），或其他任何活动，你的出席是**为了你的来访者，是你们一起开展治疗工作的一部分**。这个活动应该是治疗的延伸，而不是为了你自己的社交需求。

任何时候你去参加一个社交聚会，你的来访者也在，你都有违反保密性的风险。那个人可能会选择介绍你是他或者她的治疗师，但如果其他人问你们是怎么认识的，会发生什么？我在一个招待会上碰见了一位女性，和她一起的男性问我们是怎么认识的。我思维敏捷的来访者说："哦，此处和彼处。"我记住了她的回答，并在那样的情况下也使用这样的回应。

有的时候，你可能会不经意间被置入一些场合之中，你将会与你的来访者进行社交或开展业务，尤其是如果他们本身就是治疗师，或者如果你住在一个小城镇里（Campbell & Gordon，2003；Solomon，Heisberger，&

Winer，1981）。在这些情况下，很容易把专业方面和治疗方面的关系分开。比如，你们可以同时在一个小组里，和其他同事坐在一起吃午饭或晚饭，而不需要公开你们是怎么认识彼此的，避免损害保密性。

在其他时候，这可能会比较棘手。几年前，我在给一名研究生开展治疗，我也在那个大学教授一门实习课程。当我发现我被分配给这位女性做督导的时候，我陷入了困境。当然，我不能说她是我的来访者，同时，我也不能给一个找我做咨询的人督导。我和一位信任的同事讨论了如何处理这个情况，我们决定和来访者讨论这个事情。幸运的是，这个学生选择自己向她的导师提出这个问题，并且她找了另一位老师来督导她。

自我暴露（self-disclosure）是另一个边界没那么明确的领域，一些治疗师总结了它的治疗价值及其陷阱（Kottler，1993；Yalom，2002）。研究表明，来访者会因为治疗师的自我暴露而同时体验到积极和消极的后果（Peterson，2002）。虽然它对即刻的治疗进程可能有帮助，但它对结果的影响却不太清楚（Hill & Knox，2001）。

你会透露多少自己的信息，但仍然保持一定的边界？虽然这很大程度上取决于你自己的治疗理论取向和对治疗的看法，但对于礼物和社交活动的准则也能适用于此。一个有用的提示是，只有明确对来访者有利的情况下才透露个人信息，比如，"当我感觉……时，我发现这对……有帮助……"这种类型的陈述可以帮助来访者的感受正常化，并提出应对的方法。如果你选择谈论你自己，不要涉及不必要的细节，只谈论已解决的问题，而不是未解决的问题。请记住，这是来访者的时间！如果你选择自我暴露，也只因为你认为这对来访者的治疗有帮助。

乔治·温伯格在他的《心理治疗的核心》（1984）一书中，对自我暴露的风险提出了警告，"一个良好的原则是，不谈论自己永远不会错，而谈论自己往往是错的"（p.245）。为美国精神病学会撰写边界侵犯的一位精神科医生彼得·格林贝格（Peter Gruenberg）（2001）甚至说得更简洁，"最好的建议仍然是：**当有怀疑的时候，就不要做**"（p.5）。

　　描述边界设置中的很多"灰色地带"已经超出了本书的范围。关于这个话题的更多信息，你可以参考《**紊乱的关系**》（*Tangled Relationships*）（Reamer，2001），《**精神分析中的边界和边界侵犯**》（*Boundaries and Boundary Violations in Psychoanalysis*）（Gabbard & Lester，1995），或《**心理学伦理：专业标准和案例**》（*Ethics in Psychology：Professional Standards and Cases*）（Koocher & Keith-Spiegel，1998）。当你不确定该怎么做的时候，咨询其他专业人员总是更审慎的。一位即将退休的治疗师不确定如何处理病人要求他们成为朋友的请求，因为如今不再有正式的心理治疗关系了。她和同行们讨论了这个问题，并将他们作为征求意见的跳板，就像当我感觉自己在作为治疗师和督导的角色之间陷入困境时所做的那样。当你不确定边界是什么——什么是健康的距离时，请和你的同事们讨论！

／ 保持幽默感

　　保持你的视角是最好的方法之一就是笑。实际上，保持幽默感比任何其他应对职业压力的策略都得到更多临床工作者的认可。足足有 82% 的心理治疗师将其列为维持职业生涯的行为（Kramen Kahn & Hansen，1998），而且在处理创伤的时候，它能有效调节职业倦怠（Moran，2002）。艾伦·克莱因（Alan Klein）在他的《**笑的勇气**》（*The Courage to Laugh*）（1998）一书中描述了幽默的治疗效果，甚至在哀伤的过程中，"它是大自然赋予我们对某种情况的看法，并允许我们能超越它。幽默能帮助我们在生活中抛出曲线球的时候保持平衡"（p.4）。

　　幽默帮助你从某种情况中脱离出来——至少是暂时的脱离，并保持你的平衡。它使你不至于陷入困境的即时细节之中。它防止你沉迷于某些事情的悲伤和无助之中，而丧失了大局观。当你从问题中退后一步时，它可能并不像你想象的那么阴暗。

幽默可以分散和转移你的注意力，并让你不把自己看得那么重，尤其是在困难时期。此外，笑可以释放被压抑的情绪，让你讨论禁忌的话题。我记得有位罹患癌症、时日无多的来访者，她告诉我因为她准备穿着昂贵的衣服下葬而不是把它们保存起来，她的姐妹很生气，我歇斯底里地咆哮起来！

当你能对一些严肃的事情开怀大笑的时候，它就会分散这件事的影响，给你提供希望。笑一部分是对现实的一种逃避，是"逃离一切"；一部分是对紧张的一种释放，也是在一定程度上以不同的方式看待某种情况。幽默可能不会改变环境，但它是一种重构事物的方式。当你关注一个问题荒谬的部分时，这为你和你的来访者提供了一个机会——后退一步，与手头上的问题保持一个健康的距离。

和同事一起笑是在机构工作最开心的方面之一。当我们在最困难的情况下能看到其荒谬的部分，我们就能够释放大量的压力。当然，如果你的玩笑是以他人为代价，或不尊重他人，幽默会适得其反。然而，笑是一种方式，让你创造必要的情感距离，在一定程度上脱离出来，不被问题淹没。

/ 学会识别和避免替代性创伤

接待经历过重大磨难——意外、侵犯和其他悲剧的来访者时，没有什么比保持一个健康的距离更重要。替代性创伤，即创伤治疗对临床工作者所产生的持久性有害影响，当治疗师替代性地体验到他们治疗对象的压力时，就会发生这种情况（Pearlman & Saakvitne，1995）。很多咨询师在和遭受创伤性丧失的来访者工作时，开始感受到他们自己的丧失感或压力感。和创伤幸存者工作可能会有很严重的影响，尤其是对那些自己经历过类似磨难的咨询师来说（Pearlman & Maclan，1995）。然而，即使没有任何创伤史的从业者也很容易出现严重的反应。在一项对 148 名女性治疗师的研究中发现，为性暴力幸存者提供咨询可能会引发替代性创伤，这与咨询师的过往无关（Schauben & Frazier，1995）。

如果你在需要接待火灾、强奸、重创或其他残忍事件受害者这样的环境下工作，你很难不被每天听到的故事所影响，也很难不随身携带这些形象的画面。和这些人群工作的治疗师，倾听这些可怕的描述，很容易不由自主地出现一些画面，类似于创伤后应激反应中出现的闪回。噩梦、情感麻木以及解离体验可能会是症状群的一部分，还有递增的悲观情绪水平以及与他人断绝联系。研究发现，助人职业中的新手特别容易被他人的现实所淹没，因为他们还没有形成强大的情感边界（Skovholt & Ronnestad，2001）。

替代性创伤有时被称为同情疲劳（Figley，2002），而且在那些最具关心和共情能力的提供者身上似乎最容易出现（Figley，1995）。最有同情心的人最容易倦怠，很多人都会出现噩梦以及其他衰弱的症状。那些"太在乎"的治疗师，那些表现出最多共情和照顾的治疗师，最容易出现这些症状，因为他们听到的故事是他们所关心的人的故事，并且会认同。

与电视节目不同的是，当电视上的画面变得太可怕的时候，你可以关掉电视或闭上眼睛。但和来访者工作的时候，你不能这么做，你必须去倾听，成为他们灾难性事件的见证者。这很痛苦，因为你关心你的病人；这也很伤人，因为它会导致你内在脆弱、无助和愤怒的感觉，尤其如果你是一个富有同情心和敏感的治疗师的话。创伤也可能会使你自己的问题浮出水面，包括发生在他们身上的事情可能会发生在你身上这样的事实。

共情是一把双刃剑。一方面，正是因为能感受到来访者的感受，才使你更具有效性；另一方面，如果你感受到太多，你自己也会变得不知所措。如果你和创伤来访者工作，你需要学会保持客观性和共情之间的平衡。克里斯蒂娜·马斯拉奇（1982）称为"超然的关心"（detached concern），共情和分离的理想结合，这样你对来访者所经历的事情有更敏感的理解，同时不会被你自己的感受所蒙蔽。保持情感上卷入的同时，也保持专业的距离。在很多情况下，说起来容易做起来难。当你和来访者谈论她失去唯一的儿子时，你如何关闭你内心的情感？或者当一个多年来每周到你办公室接受治疗的女性正在经历癌症的折磨时，你如何关闭她的情感？或者，当你看着你关心的来访者分崩离析时，你如何让自己不崩溃或罢工？

有些情况可能比其他情况更容易带来痛苦的感觉，尤其当你的生活环境与来访者的相同时。当玛丽昂正在治疗的男人带着他重病的外孙的照片过来时，她觉得，"我简直失控了"。在他女儿怀孕的整个过程中，她都能很愉快地与他产生共鸣，尤其是因为她自己的女儿也在期待一个孩子的降临。当她看到这些照片的时候，她感到极为悲痛：那可能也会是她的外孙。

同情疲劳是一种极端形式的职业倦怠，我在第 15 章中给出的建议同样也适用于此，并且更加适用。如果你出现了创伤后应激的症状或者情感耗竭，感到退缩或者想完全回避你的来访者，请把这些视为职业倦怠的迹象，并将其作为照顾你自己的提示。如果你发现工作非常耗竭情感，并让你经历创伤的话，承认你也是人，提醒你自己，那些最有同情心的治疗师最容易经历同情疲劳。不要把你的情绪当作一种软弱的表现。理解你已经受到了创伤，也要为你自己做你会为来访者做的事情。

虽然大多数时间你仅仅是**倾听**创伤性事件的故事，但有时候你可能会在治疗中**体验**那些创伤。我作为心理学家所目睹的可能最有压力的事情发生在很多年前，当时我在带领一个住院团体，其中一个成员试图跳出窗外。这是我和病房里的其他人第一次——我希望也是最后一次看到有人试图在我们眼前自杀。幸运的是，其他工作人员和病人抓住了他，阻止了他自杀（后来，他被转移到一个更安全的环境，他感谢我们拯救了他的生命）。我们所有人都刚刚目睹了一场近乎是悲剧的发生，而且那天在这个事件发生后所剩下的时间，以及之后的几天里，我们都经历了相似的症状。作为一个团体，我们处理了所发生的事情，并表达了我们强烈的情绪。我们一起讨论、一起哭泣，试图一起修通我们的感受。我记得我在脑海里一遍又一遍地回想那个场景，并在之后的几天里重新体验那种折磨。如今，我知道我所经历的是创伤后应激的症状，尽管当时这还不是一个正式的诊断。

对我来说，幸运的是，我能够和同事们讨论这一事件，因为我们中的很多人都曾一起经历这件事。然而，如果创伤不那么"公开"，很多治疗师就不一定能这么做。一些临床工作者会因为他们的自尊心以及保密问题而受到阻碍，不去和同行分享他们的感受。我已经用一章的篇幅阐述了与你的同事交谈和做个人治疗这两方面的重要性。当你出现同情疲劳的症状时，这些是最重要的。你需要一个地方来处理你的情绪，并与它们保持必要的距离。

我和吉姆分享了那个试图跳窗的人的故事，吉姆是一名男性治疗师，他的工作之一就是直接与暴力来访者打交道。在吉姆的工作环境中，他不仅每天要和易怒的来访者互动，而且还经常要维护秩序，使他自己处于危险之中。吉姆没有思考他所经历的任何症状——冷漠、对工作丧失热情、总体上的心神不宁和他的工作环境有任何关系。毕竟，他是一个高大、结实、很有男子气概的人。此外，他曾参加过战争，经历过比他现在所处的更糟糕的情况。他说，我和他分享我跟来访者一起哭的经历让他意识到，尽管有坚固的、完好无损的防御，每天目睹暴力所带来的创伤确实很煎熬。这让他有机会释放自己的情绪——哭诉并谈论这些事件，并做任何我们告诉来访者的用于处理他们的痛苦的事情。对很多临床工作者来说，尤其是被教育要坚强和冷静的男性，承认这些脆弱的感觉可能会被认为是软弱的表现。如果你发现自己变得孤僻、无聊、与工作脱节，请注意这是否为同情疲劳的一种形式，并与同事或治疗师谈论你在经历什么。

／学习处理负性反移情

虽然同情疲劳可能是因为你"**过度关心**"你的来访者而出现的，但你可能会体验到相反的感受。你可能对他们有很强的负面情绪，并发现有些人让人极其有压力，而像莉莎那样完全回避他们。虽然和你的病人走得**太**近有危险，但想和他们离得越远越好也有隐患，当然，除非他们对你的安全来讲是个危险。

如果你对来访者有没那么积极的反应，你并不孤单。在一项对上百位心理学家进行的全国性调查中，80%的受访者报告对他们所治疗的对象有过相当强烈的不安感（Pope & Tabachnick，1993）。最重要的研究结果反映了治疗师在个人边界方面对来访者的愤怒、厌恶和恐惧。

即使你所见的大多数人可能在你身上产生非常积极的感觉，只有一两个麻烦的来访者会成为主要的烦恼。但实际上，"和困难的来访者工作（如自杀、边缘特质）"是临床工作者最频繁（72%）提到的工作压力因素（Sherman & Thelen，1998）。在我的调查中，困难的来访者不仅仅是带来麻烦那么简单。以下是一些关于作为一名治疗师最显著的压力的一些回答：

"可能最有压力的是涉及我自己的安全，比如，和愤怒的、不稳定的、有暴力史的来访者工作。"

"和那些极其困难的、充满敌意的或难以对付的人工作。有时候这些人可能符合边缘型人格的诊断，但有时不符合。"

"处理来访者的人格障碍的问题。"

"有杀人倾向、自杀倾向或精神病的来访者。"

"和一些来访者工作的时候担心我自己的人身安全。"

尽管不同的人对困难来访者的定义有所不同，但研究发现有一些共同特征和行为的来访者，让临床工作者和他们一起工作很有压力（Kottler，1992；Robbins，Beck，Mueller，& Mizener，1988）。包括隐藏目的、无视边界、拒绝承担责任、冲动控制能力差、自杀倾向活跃、提起你未解决的议题、或让你想起过去某个人的来访者。有生理障碍的来访者，如头部受伤或那些缺乏想象力的和僵化的来访者，也会唤起强烈的感觉。

如果你对正在工作的来访者有负性的反应，尝试去发现其背后的原因，以便不影响你和这个人的治疗。研究表明，负性的反移情（countertransference）不仅与不良的工作联盟（working alliance）有关（Ligiero & Gelso，2002），而且与治疗师更不愿意治疗他们不喜欢的人也有关系，即使当这些个体对心理治疗有更强烈的需求时也是如此（Lehman & Salovey，1990）。

你的感觉有多少与你有关，又有多少是对来访者正在做的事情的反应？我已经强调了将接受个人治疗作为了解你自己和保持你自身这个工具洁净的一种方式的重要性。当你发现自己对某个来访者有强烈的反移情时，如果你不去见治疗师的话，就和另一个同事讨论一下。我称之为"检查你的工具"。如果来访者在你身上诱发了很强烈的感觉，因为他（她）的行为很像你的老板、前任或父母，这将会帮助你识别这一点，并纠正你自己的偏见。然而，如果你的来访者确实很"难缠"，而且他（她）的行为在你身上引起了负面的反应，为了你好也是为了他（她）好，保持一个健康的距离是很重要的，否则你最终将会反向治疗（countertherapeutic）。关于这个主题的更多信息，我建议阅读杰弗里·科特勒（Jeffrey Kottler）的书《慈悲疗法：与困难的来访者工作》（*Compassionate Therapy：Working with Difficult Clients*）（1992）。

/ 不要和威胁你的来访者工作

如果个人的安全成为问题，不要和威胁你的来访者工作：把他们筛选出来，并尽可能地避开他们。只有你了解你的情感和身体局限，只有你能决定一个来访者是否对你有危险。不要像吉姆那样"勇敢"，把自己置于危险之中。关注你身体的信号，拒绝见以任何方式威胁你的人。记住，没有任何"客观"的标准可以告诉你，你的来访者是危险的。经过对这个问题的大量研究之后，研究者普遍认为，无法准确地预测个体未来的暴力行为（Stromberg，Schneider，& Joondeph，1993）。

如果你在不知不觉中陷入了这样的境地，担心从来访者那里受到身体上的伤害，要试着尽可能地化解愤怒，然后停止和这个人的工作。就像在其他需要临床判断的棘手情况一样，和同事、督导或治疗师去讨论这么做的最佳办法。你的人身安全是最重要的，你需要尽你所能来保护自己。在一些罕见的情况下，保持健康的距离可能意味着搬到另一个州，甚至进入另一个行业，就像一位治疗师在被跟踪之后所做的那样。

不幸的是，被来访者威胁、骚扰或攻击的情况正越来越普遍，而且很可能在心理健康专业人员工作的某个阶段发生（Tishler，Gordon，& Landry-Meyer，2000）。如果你正在和具有攻击性的来访者工作，作者提供了与暴力的和有暴力倾向的来访者工作时，如何创造健康距离的准则。

即使你的身体没有受到威胁，你也不需要给那些无礼的、贬低你的或不尊重你的人开展治疗。洛蒂是一名婚姻咨询师，有天晚上她接到一个电话，是一个愤怒的丈夫打来的。他对她大喊大叫，诅咒她，并把他的婚姻状况归咎于她。她听他谩骂了很久，什么都没说，越听越生气。第二天，这个男人来做他的常规治疗，几乎没有提到电话的事情。当洛蒂告诉他，前一晚他的行为非常无礼和不恰当，她希望他道歉时，他回答说："但你是一名治疗师。你的工作是倾听和理解。"不幸的是，很多咨询师也是这么觉得的。作为治疗师，他们觉得自己应该无条件地接纳、共情来访者，并在来访者"表达他们的愤怒"时去倾听。然而，你不应该接受任何人的辱骂，你也没必要容忍来访者的辱骂。你不是一个出气筒，你应该要求你所治疗的人像对待其他人一样尊重你。

心理治疗关系是一种互相尊重和信任的关系，如果来访者不尊重你，违反这种信任，必须让他（她）知道这一点。一位心理学家杰里感觉被他的来访者欺骗了，尽管他多次打电话，但来访者在治疗之后依然拒绝付费。当来访者在几个月后打电话来预约时，杰里告诉他，治疗关系是一种信任关系，他无法和一个故意利用他的人工作。如果你被教育说，治疗师应该总是接受来访者的行为，那么提醒你自己，心理治疗是建立在互相尊重和信任的基础上的，你不可能和一个故意滥用这种关系的人进行诚实的合作。如果你对你的来访者有强烈的负面情绪，你就无法开展治疗。当然，只有你知道自己的极限是什么，也只有你知道来访者的行为有多少是治疗的素材，以及什么时候它们会越界成为无法接受的行为。当然，你也要运用你的判断力，并且咨询同事或督导师，来决定什么时候适合面质来访者，以及什么时候不去面质是更明智的——比如，你面对的是一个危险或怀恨在心的个案。

／使用认知工具来建立健康的距离

到目前为止，许多建议都是关于当你有负面反应时，提供一个健康的物理距离——要么提前筛选来访者，要么你自己事后离开。当你不得不和引起你强烈厌恶感的来访者工作时，你会怎么办？你怎样才能最小化这些感受，让它们不会影响你或你所治疗的人的福祉？如果在评估情况之后，你发现这个人确实非常"困难"，请注意任何你可能会加剧这种情况的负面想法，然后试着去改变它们。

伊德是一位富有同情心、敏感的治疗师，他这么说道："我处理这个问题的策略是尽量避免讨厌的人——或者至少，如果我不得不这么做的话，就不断提醒自己这是他们的问题，这并不反映我是谁或我的技能。"伊德基本上是在关注互动的过程，而不是内容，这有助于在他和他的来访者之间建立一个健康的治疗空间。其他临床工作者也提到了对自己的陈述，有助于化解他们对来访者的负面情绪，"他不知道如何与他人建立连接——这就是他来这里的原因"，或"如果我能看到爆发背后的恐惧，我就可以保持冷静，并开展治疗"，或"关注她到底在做什么，专注于这个过程，她具体做了什么行为让我如此激动？"

如果你感到特别挫败或恼怒，一些控制愤怒的自我陈述（Novaco，1975）可以帮助你保持冷静，变得更能共情。对你自己重复说，"发火是没有意义的""他这么做，肯定相当不开心"；或者，我个人最喜欢的，"我无法期望人们按照我希望的方式行事"，都非常有用。只要向你自己承认，来访者在不同的规则下运行他们自己，而不是你希望的那样，就有助于建立一些治疗上的距离。同样，提醒来访者——而不是你，必须承担他（她）行为的后果，也会有帮助。

尼娜是一名在机构里工作的社会工作者，她有时会被迫和精神病患者以及她认为"邪恶"的人工作，她会使用一个"保护咒语"："我真的在我的腹腔神经丛中投射了一个无形的盾牌，来抵御负面情绪，尤其是当我和非常消极的人群工作的时候。"她补充说，"有几次当我感觉情感上受到伤害的时候，保护咒语起到了疏离的作用"。

在你和来访者之间保持一个健康的距离能够使你的工作达到最佳状态，并随之为他们带来相应的益处。无论因为你过度关心而靠得太近，还是因为你太不在乎而距离太远，都会是反治疗的。要识别日复一日处理情绪负荷材料所带来的危害。当你保持一个历史性的视角并专注于治疗过程时，你可以保护自己不把病人的危机变成你的危机。保持幽默并界定明确的边界也有助于你保持安全的距离。

学会识别"过度关心"的症状，这样你就能避免替代性创伤。也要注意"关心太少"。当你想要从来访者那里移开的时候，检查一下你的"工具"，看看你的感受有多少和你自己的议题有关，有多少和来访者的议题有关。为了让治疗有效，你需要一个互相尊重和信任的氛围。如果你无法对来访者有这些感觉——反之亦然——保持一个健康的物理距离。当这些因素不存在的时候，尤其是如果你感到被威胁或被恐吓，尝试避免和他们工作，而不是试图"硬撑"。如果你无法从身体上从这种情况中解脱出来，使用认知技术来为自己保持一个健康的情感距离。

自我评估

● 我是否表现出"过度关心"的迹象？

□ 过度卷入来访者的问题

□ 对来访者过度认同

□ 比来访者更努力

□ 表现出同情疲劳或继发性创伤的迹象，例如，情感麻木、噩梦、自我封闭、无法抽离，或其他症状

□（其他）

● 如果是，以下哪些有助于我建立健康的情感距离？

□ 认识到作为治疗师的危害性

□ 通过保持历史性的视角，不让来访者的危机成为我的危机

□ 关注来访者的进程

□ 和来访者之间设置更多的边界

□ 使用幽默的方式

□ 与同事、督导或治疗师讨论

□ （其他）

● 我是否表现出"关心太少"的迹象？

□ 对来访者感到无助或挫败

□ 对来访者感到无聊或不耐烦

□ 对来访者感到愤怒或烦躁

□ 用不尊重的语气谈论某个来访者

□ 害怕见到某个来访者，想要回避他（她）

□ （其他）

● 有什么策略可以帮助我化解这些负面的感觉？

□ 通过与同事、督导或治疗师交谈，来试图理解我的反应

□ 当危及我身体或情绪安全的时候，创造一个物理距离

□ 使用认知工具来创造一个健康的距离

□ （其他）

"学会识别'过度关心'的症状，这样你就能避免替代性创伤。"

"在你和来访者之间保持一个健康的距离能够使你的工作达到最佳状态，并随之为他们带来相应的益处。"

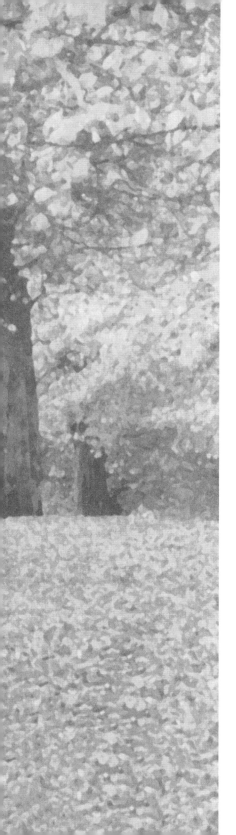

第 **20** 章

学会处理不确定性

平静是指不需要知道接下来会发生什么。

——佚名

Peace is not needing to know what will happen next.

—Anonymous

不确定性是作为一名治疗师的工作中必不可少的一部分，学会每天都处理这个问题，对你的开心和幸福来讲至关重要。心理治疗的本质是含糊不清的，寻找"正确"的方法本身就会令人挫败。同样，结果也是不可预测的，无论你采取多好的干预，你的来访者并不总像你希望他们的那样做出反应。不确定的治疗任务，以及在很多情况下，缺乏可测量、可量化的结果，也会使人倍感压力。作为治疗师，除了情绪不安全感外，也常有经济上的不安全感，特别是对于私人执业者，尤其是新手治疗师来说，但不限于此。作为心理治疗师所固有的情绪和经济上的不可预测性会增加你的压力水平，学会乘风破浪对你来讲很重要。在本章中，我将讨论如果你为自己工作的话，应如何处理情绪不确定性和业务波动。

/ 挑战导致不安全感的信念

如果你正在体验一种不安定的感觉，看看那些可能导致这种感觉的潜在想法是什么。在第 19 章中，我提到了一些自我挫败的心态，这些心态只会增加你的痛苦，比如，"我应该对所有人面面俱到"，过度责任化的陷阱，觉得自己对来访者的进展过度负责，当然也是一个导致你倦怠的陷阱。不切实际的期待是另一个问题，我讨论了设定现实目标的价值；保持时间观念；专注于治疗的过程而不是结果；以及不要把发生的事情当作你个人的事，作为你陷入过度责任化的陷阱时所沉溺的那种思维的解药。

伊德维奇和伯德斯基（1980）列举了一些会带来压力的其他假设，比如认为临床工作者必须得到每一个来访者的喜爱和赞赏，或总是得到督导师的青睐。他们建议对这些想法采用理性情绪疗法，并对其提出挑战。其他可能导致不安全感的普遍信念是，治疗师应该对来访者的问题或失败感到非常挫败，当来访者（或系统）没有按照你希望的那样表现时，是非常可怕的或灾难性的。如果你有这种想法，请重新阅读上一章的部分内容，不要让病人的危机成为你自己的危机。如果你在一节咨询后感到特别焦虑，请**确切**地写下你一直告诉自己的话，并学会挑战自己的想法。

对心理健康从业者来说，一个经过研究验证的建议是：避免自责和一厢情愿（Norcross，2000）。这两个策略和无效的自我照顾有关——不应该做什么。当临床工作者责备自己并把注意力集中在他们**做不了**的事情上时，他们会增加自己的痛苦并减少对问题的解决。他们把精力都放在责备和期望上，而不是放到行动中。如果你在为来访者的行为而自责（"我应该……"），或你专注于你不能做的事情，或希望事情有所不同（"如果……"），看看你能如何把这些消极的想法转变成更具建设性和更现实的想法。

╱ 不要把不确定性视为对你能力的衡量标准

导致很多治疗师焦虑的一个信念是，他们对自己应该知道或能够处理的事情抱有切合实际的期待。"我应该无所不知"（及其衍生的想法）这一假设的必然结果是"我必须完全有能力和成功才有价值"。白纸黑字地去看这种想法，凸显了它的荒谬性。然而，当许多从业者感觉自己好像在暗中操作的时候，他们开始怀疑自己是否胜任。这种现象被称为"冒名顶替现象"（imposter phenomenon）（Clance & Imes，1978）。对于女性心理学研究生和其他的行业新手来讲，这种现象尤为严重。因为他们被**赋予期望**要知道一些东西，但却仍在学习当中。他们可能有头衔，但并没有必要的技能。因此，他们感觉自己是冒牌货。大家都认为他们是专家，但他们知道自己是新手。很多研究生和治疗师不敢表达这些感受，尤其是对评估他们的督导师，或对那些有直接竞争关系的同行。他们担心自己会被视为愚蠢的、不称职的、匮乏的或这些评价的任意组合。

　　我之前提到过，尽管很多治疗师认为他们应该马上就能毫不费力地开展治疗，但作为一名临床工作者，需要花很长时间来培养自信和胜任的感觉。当他们做不到的时候，他们就会开始责备自己，并怀疑自己的能力。在督导了很多跟我分享这些感受的学生和治疗师之后，我告诉他们，我更关心那些没有"冒牌货"感觉的学生——那些马上就"知道一切"的人。他们的傲慢、过度自信以及对复杂和模糊情况非黑即白的思维让我感到害怕，他们也应该感到害怕。对于治疗师胜任力的研究表明，为了实现最佳的发展，从业者需要持续反省自己的体验，并抵制过早的封闭。关闭反馈，很少花时间进步或从错误中学习，会导致情感停滞（Ronnestad & Skoholt，2001；Skobholt & Ronnestad，2001）。

　　如果你觉得自己是个冒牌货或假货，尽可能地接受良好扎实的训练，以一个坚实的理论框架来支撑你的工作。你学的东西越多，你就会对自己在做什么越有自信。不要害怕问问题，弄清楚你所需要建立的结构和基础。话虽如此，重要的是要认识到，恰当的训练需要更多的时间和练习。仅仅单纯的重复是不够的。同样的研究表明，从经验中学习对发展高水平的胜任力至关重要。

　　学习开展治疗就像学习一门外语或掌握任何新的技能一样。你不会马上就很擅长。你不可能仅仅通过阅读就学会流利地说一门新的语言。你必须**每天**听，必须**经常**练习。一开始可能会感到尴尬，也不总是自然而然的。然而，只有通过大量的时间和练习——并且经常摔得"鼻青脸肿"——你才能开始对它感到舒服。从关于专业的本质的文献中可以看出，想要掌握像心理治疗这样的复杂任务，需要成百上千个小时（Chi，Glaser，& Farr，1988），最佳的专业发展是一个长期的、缓慢的、不稳定的过程（Skovholt & Ronnestad，2001）。

很多年前，有人向我介绍了学习的四个阶段，我发现当学生和来访者开始怀疑自己的胜任力时，这四个阶段对他们来讲很有用。想一想你现在轻松掌握的任何技能——比如开车。回到你学会开车之前的时间。你可能看到有人在方向盘后面开车，然后想，"这看起来很容易"。学习的第一阶段是**无意识的不胜任**——你甚至对你不知道什么一无所知。然后你坐到驾驶位上，不知道该怎么办。这样一来，你觉得自己真得很笨！这是第二阶段——**有意识的不胜任**。你上了一些驾驶课程，一直坚持到你能操纵汽车为止，但你仍然需要有意识地告诉自己"刹车""踩油门""换信号灯"等。这就是第三阶段——**有意识的胜任**。你已经学会了这项技能，但还不是自动化的。只有经过大量的练习之后，你才能抵达第四个阶段——**无意识的胜任**，你坐在方向盘后面，不费吹灰之力就能开车，根本不需要想什么。大多数的能力在你掌握它之前都需要经过这四个步骤。不幸的是，很多人想立即从第一阶段跳到第四阶段。重要的是要记住，中间的两个阶段——有意识的不胜任和有意识的胜任——往往是**非常**不舒服的，尤其是第二阶段。

关于从业者发展的研究（Skovholt & Ronnestad，2001）与学习的四个阶段是一致的。新手依赖外部的专业知识，而资深治疗师则依赖内部知识。毫无疑问，新手会体验到更多的压力。

当你在治疗的艺术中获取知识时，要提醒你自己学习的这四个阶段。不要害怕，也不要开始质疑自己，要教会自己慢慢来，有足够的耐心。无论你想通过一天的工作坊还是一学期的课程来掌握一种治疗方法，你都要反复对自己说：我需要大量的时间和练习，然后才能水到渠成，事情才能变得更简单。

学习一门新的语言或驾驶汽车比开展治疗容易得多，因为实际上有一种"正确"的方式来驾驶汽车、说一门语言、操作一台电脑或执行任何其他客观的技能。开展治疗的部分不适感是，通常没有绝对"正确"的方法来开展治疗。即使以循序渐进的方式传授的方法，也需要判断力、敏感性，以及知道如何、何时使用它们的灵活性，因为你在和人打交道，而不是机器。

正如心理学家洛娜·史密斯·本杰明（2001）博士在她关于心理动力学治疗的个人和专业反思中所写，"我对这一切的模糊性感到很不舒服。我很快发现，期待更清晰的思维和更好地理解治疗该如何起作用，是一种僵化的表现（可能是强迫症）。我想明白了，学习动力学取向的治疗，就应该和那些自称了解动力学疗法并尝试按照自己所想去做的人待在一起。治疗是一件非常私人的事情，所以观察资深临床工作者开展治疗是不可能的"（p.21）。

尽可能获得具体、特定的反馈和督导，以及结构化的训练，以应对学习新技能时的不舒服的感觉。观察、行动、练习——坚持不懈地去做，并从错误中学习。然而，提醒自己要有耐心，不确定性是学习过程的一部分，而不是衡量你胜任力的标准。

/ 不要贫穷，也不要贪婪

除了情绪上的不安，经济上的不确定性也是一些治疗师所面临的另一个危险（Kramen-Kahn & Hansen，1998）。如果你是在为自己工作，私人执业的潮起潮落、不一致性，有些星期预约很满，其他星期则很空，就可能会成为一个压力源。经济上的不稳定，尤其是在经济不景气的时期，可能会跟心理治疗实践过程中一些心理上的模糊性一样令人烦恼。为了你和你的来访者，要学会处理这些金钱上的不安全感。不要太贫穷，也不要太贪婪，否则你最终会做出错误的决定，为了你的需求而不是为了来访者的需求，你会把来访者拖得更久。设置好你的生活，这样你既不必贫穷，又不必贪婪。在前几节里，我概述了如何管理你的外部环境，来缓解经济压力——通过削减开支，降低你的日常开销，以及尽可能简化你的生活，来给自己提供自由，以追求所喜欢的事情。在本章中，我将详细阐述如何改变你的内部环境，以适应你的外部环境。

从信心和信念的立场出发。当你的行为被恐惧和怀疑所支配的时候，你会做出愚蠢的选择。很多新手治疗师在缺乏安全感的情况下，长时间工作，加入功能失调的小组，接受他们认为难以工作的来访者，容忍很多对他们来说既无个人利益也无专业利益的条件，因为他们感觉很绝望。事后看来，他们对这些决定感到后悔。这好比和第一个对你感兴趣的人结婚，因为你害怕找不到其他人了。

依赖的态度将会以错误的理由吸引来访者。依赖和讨好他人的来访者会想要照顾他们的治疗师。他们可能感觉到咨询师的业务不安全感，想要拯救他（她），却忘了心理治疗是为了满足**他们**的需要，而不是为了那些正在治疗他们的人的需要。相反，他们可能会完全退出，因为他们觉察到治疗师坚持更多额外的治疗是为了他（她）自身的利益，而不是为了他们。"我决定停止去我的治疗师那里，"一位男士告诉我，"他让我想起我的经纪人，他总是为了自己赚的佣金而建议我投资。"如果你发现自己接受了你通常不会见的来访者，或者对他们的挽留超过了必要的时间，提醒你自己这个基本规则：**来访者的需求是第一位的**。无论你在治疗中做什么决定，都是为了你来访者的福祉，而不是为了缓解你自己的恐惧。

乔治·温伯格（1984）在她给治疗师的建议里指出，"我一直对来访者多大程度上能推断出治疗师对金钱的态度很感兴趣。治疗师有多需要钱？他是否将来访者视为主要的收入来源？"（p.38）。他继续说道，"我建议所有的新手治疗师尝试从他们执业之外的事情上赚一些钱，这样他们就不会传递这样的贫困感"（p.39）。除了从信心的立场出发，还要学会放下。正如一位精神科医生在她给新手治疗师的建议中写的那样："不要追逐来访者，但要及时回复他们，当你在两次预约之间担心他们的时候，也要给他们打电话。"
正如你所见，放手并不意味着忽视你所治疗的人或不关心他们。要学会优雅
地放开你的来访者，就像有的父母对孩子一样。这是他们的时间和金钱，除
了在那些明显有反作用的情况下（如他们仍然有自杀倾向等），很重要的是
要让他们心甘情愿地离开，为未来留有余地，而不要让他们感到内疚！温伯
格（1984）报告了一个奇怪的现象，一旦治疗师感到更加安全并学会放手，
转介就会开始从各地蜂拥而来。

　　检查一下你是否带着任何可能导致你财务不安全感的自我限制的信念，
比如，"你需要在晚上和周末工作才能维持私人执业的生存""除非加入健康
维护组织小组，否则你无法谋生"，以及其他可能会增加你恐惧感的类似绝
望和挫败的信息。尤其是当你的工作量变少的时候，不要进行灾难化的思考
（"我再也不会接到转介个案了"）。在这些时候，提醒自己咨询实践过程中有
自然的波动——节律。享受缓慢的节奏，而不是惊慌失措。

　　其他可能导致你财务不安全感的信念，可能与你对接受服务报酬的态
度有关。我在第12章中间接提及了其中的一些问题。很多治疗师与金钱
有着复杂的关系，这给他们带来了大量的内疚和冲突感（Herron & Welt,
1992）。正如科特勒（1993）所说，"我们无法决定治疗在本质上是一种职
业还是一门生意"（p.111）。因此，他们可能会少收钱，不收钱，或参与到
让他们无法得到适当补偿的行为当中。如果你感觉经济上没有安全感，看看
是否存在这些信念可能导致的情况："我不应该因为做我自己喜欢的事情而
获得报酬""我其实没有做'任何事情'""治疗师的工资太高了"，或"我并
不是为了钱"。如果是这样，请提醒自己，你正在提供很有价值的服务，你
需要因此而获得报酬。

　　学会改变消极的自我对话，转化为更积极、更现实的想法。想想富足的
想法（"有的是钱"）以及有自我价值的想法（"我的安全感就是我自己"）。
我的好朋友杰基·布拉德利（Jackie Bradley）喜欢说："这只是钱而已。"这

确实有助于人们获得一些视角。我经常告诉别人自己听过的一个故事，来帮助他们把对经济的担忧变成焦点问题。这个故事涉及一个电影明星，她的珠宝被偷了。当她在为这一损失而哭泣的时候，她的搭档对她说："不要为任何不能为你哭泣的东西哭泣。"

一位治疗师曾经告诉我，她仍然在寻求私人执业中那个神奇的来访者数量——介于太少和太多之间。我不确定那个数字会是多少。如果看上去进展太缓慢了，那就把时间花在其他专业活动上——写书、看书或准备开展一个工作坊，或者把时间花在个人娱乐上——去博物馆、去电影院或逛商场。

如果你的执业生活变得**过于**空虚，问问自己是怎么回事。你是否需要做更多的营销工作？你是否需要寻找其他场地？你是否需要做些什么或改变什么？你预约本上的空白也可能是你的无意识在告诉你，你需要更多呼吸的空间，为新的追求腾出时间。比如，梅根发现，就在她准备去学校的时候，她的工作量"神奇地"减少，就像是对她需要时间去上课的呼应。帕梅拉的数量也减少了，似乎她无意识地腾出空间来照顾她的新外孙。莉比的来访者减少到恰到好处的数量，以适应她在旅途中的生活。

"如果'最坏的情况'发生了怎么办？我知道这不大可能，但假设，尽管有正常的业务起伏，但如果我的来访者都**没钱**了呢？"一位我叫她劳拉的治疗师这么问我。如果你像劳拉一样，担心"最糟糕的情况"，那么告诉你自己，你是一个拥有很多资源的聪明人，你有研究生学位，你的专业是帮助人们管理他们的生活。如果你在自己的时间表上有更多的时间，请利用这个机会想办法如何让自己茁壮成长，而不是耗费精力反刍。

我想起一位年轻男性的故事，他是一个刚从大学毕业的音乐家，由于就业市场紧张，他变得很恐慌。他接受了找到的第一份工作——在商场里卖日历，来缓解他的焦虑，同时他正在寻找"真正"的工作。他每一分钟都讨厌这份工作，一两个星期之后，他认为自己会因无聊致死。他辞职了，因为他知道自己别无选择，只能利用每一分空闲时间寻找他喜欢做的工作，而不是在某些"安全"的地方浪费时间，直到他能找到工作。于是他用了所有的精力奔波，寻找自己领域里的工作。几个星期后，他结识了很多人，并在几个不同的地方赚钱，利用他的技能和才华——热爱其中的每一分钟，收入比他卖日历的时候多了一倍。

如果"最差"的情况发生了，不要惊慌失措，不要因为恐惧而采取行动，要抓住你能找到的第一个可靠的东西。利用你的时间和精力推销你自己，寻找就业机会，而不是惊慌失措地做一些你讨厌的事情，无论是见困难的来访者、加入令人抓狂的系统里，还是不合理的工作时间，只因为这些是"安全"的。你的安全感——无论是金钱上的还是其他方面，都来自你自己。

自我评估

如果你正在经历着作为治疗师的不安全感，看看以下任何一项是否可能会增加你的压力。检查所有适用的条目。

- **这些是否导致了我的不确定感？**

☐ 感到对来访者的进展过于负责

☐ 对自己或来访者有不切实际的期待

☐ 进行自我责备（"我应该……"）

☐ 痴心妄想（"如果……就好了"）

☐ 把我的不确定性视为衡量我胜任力的标准

☐ 感觉自己是个冒牌货

☐ （其他）

- **我可以用以下哪些策略来处理这些感觉？**

☐ 审视我不安全感背后的潜在想法，并对其提出挑战

☐ 接受良好扎实的训练、反馈或督导

☐ 理解不确定性是学习过程的一部分，变得专业需要时间，最佳的职业发展是漫长、缓慢和不稳定的

☐ 从我的错误中学习

☐（其他）

如果你在执业过程中遇到经济上的不安全感，请检查以下这些信念或行为中是否有任何一种会导致你的压力。

● **以下哪些因素，可能会让我感到经济不稳定？**

☐ 觉得我需要在晚上和周末工作才能让私人执业存活下去

☐ 认为除非加入健康维护组织小组，否则我无法谋生

☐ 和那些让我痛苦的人一起工作，或忍受不利于我个人或专业发展的条件

☐ 当我的工作量减少时，我就会感觉很焦虑

☐ 为了我的需要抓住来访者，而不是他们的需要

☐ 收费过低、不收费，或做一些使我无法得到恰当报酬的事情

☐（其他）

● **哪些策略可以帮助我处理财务不安全感？**

☐ 设置自己的生活，让我不会太贫穷或太贪婪

☐ 从满怀信心的立场出发，而不是从恐惧和怀疑的立场出发

☐ 探索我在金钱方面的自我挫败行为，并改变它们

□ 为我的服务收取恰当的费用，确保我得到适当的报酬

□ 学会放下

□ 提醒自己执业过程中的自然起伏

□ 利用空闲时间进行其他活动

□ （其他）

"不确定性是学习过程的一部分，而不是衡量你胜任力的标准。"

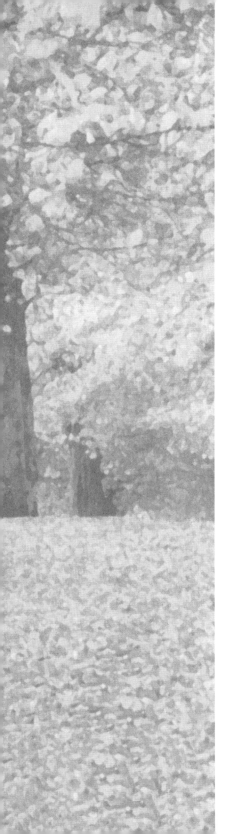

第 **21** 章

记住你的使命

使命是为了把信徒们从日常的磨炼中召唤出来，抵达新的意识层面，进入神圣的心境，与比他们自身更大的事物交流。

——格雷格·勒沃伊，
《使命》

The purpose of calls is to summon adherents from their daily grinds to a new level of awareness, into a sacred frame of mind, into communion with that which is bigger than themselves.

—Gregg Levoy, *Callings*

我曾详细讨论过临床工作者日复一日开展治疗的情绪风险。有时候，你可能会对作为一名治疗师所固有的压力过于专注，以至于你忽视了大局。你必须一遍又一遍地告诉自己，为什么要做这项工作，并欣赏这份工作更高的目的——超越时间不足、需求冲突、填不完的表格、不切实际的期待或其他因素等日常琐事。在这一章中，我将详细阐述如何获得你的职业回报，并超越从事治疗工作的一些压力。

/ 提醒自己工作的更高意义

有时候，我们很容易陷入细节的泥沼里，而忘了工作更深层次的意义所在。问问你自己，"我的目的是什么？我的使命是什么？"你对这个问题的回答会赋予你所做的每件事以意义，并转化为其他的东西。本是一名主要减轻他人痛苦的治疗师，他提醒自己："我是一名治疗师。"他一直把这句口头禅，也就是他的人生目标放在心中最重要的位置上，这句话帮助他在错综复杂的保险事务、文书工作、财务压力和一些这个行业日常困扰的迷宫中穿梭。他认识到自己的使命。他在做他需要做的事情——对他来讲自然而然的事情，以及他通过多年的训练所学到的东西。正如格雷格·勒沃伊（1997）所说，"即使是最崇高的使命，也需要做一些不起眼的工作，像粘贴邮票、塞信封、粘传单。它要求我们做作业、清扫前廊、存钱以及敲打木头"（p.279）。

当你定义了自己的道路，就给你所做的每件事情都赋予了价值，你也就超越了艰苦的工作和挫折。伊莱扎是一个帮助丧亲之人的咨询师。她最初并没有打算从事这类工作，但在她的孩子去世之后，这个工作慢慢发展起来。她知道哀伤的破坏性影响，因此她选择将缓解他人哀伤的痛苦作为自己的目标。伊莱扎投入了很长时间。她举办工作坊、带领团体、提供咨询、旅行，并花了大量的时间和精力来追求她的使命。她是我所认识的最有爱心、最富有同情心、最慷慨大方和最有创造力的人之一，而且看起来总是精力充沛。她在艺术和手工艺方面也有独特的方法，并将此与她的哀伤工作相结合。每当有人称赞她的非凡成就时，她都会简单地说："这就是我的工作。"她没有意识到，她如此自然而然得到的东西的确是一种天赋。她的工作非但没有在耗竭她，反而让她得到滋养。她只是在遵循自己的道路，"这就是我的工作"。

马文是另一位杰出的治疗师。在失去儿子之后，他发现帮助其他孩子是自己的目标。一开始，马文每周有一个下午在他教堂附近一个贫穷的小社区做志愿者，后来他逐渐扩大了这个项目，直到它成为一个蓬勃发展的儿童社区。像伊莱扎一样，当马文在追求自己的使命时，似乎有无限的精力和慷慨，而且他也像伊莱扎一样，觉得自己的成就不值一提。对于伊莱扎和马文来说，这里几乎没有自我意识。他们在工作中看到了**超越**日常挫折的**意义**。

当你看到你所做的一切背后的"大局"时，它会让你正确地看待事物，让许多小麻烦变得无关紧要。意义赋予你所做的一切以重要性，并提供能量，而不是耗尽能量。同样的任务可以使人精力充沛，也可以使人精疲力尽，这取决于你对它的重视程度。研究表明，当人们把工作视为一种对社会有益的使命，而不是一份工作或职业时，他们工作时间更长，缺勤更少，并比其他做类似工作的人从生活中获得更多的满意感。这份工作是文书工作还是专业工作并不重要——重要的是人们如何看待它（Wrzesniewski，McCauley，Rozin，& Schwartz，1997）。

一名代表机构号召志愿者在危机期间前往海外冲突地区的男子表示，他对自己得到巨大的反响感到非常震惊。"当我们想要游客，并为他们提供豪华酒店的优惠套餐时，没有人来。当我们需要只提供基本住宿条件的志愿者时，每个人都想来！"很有趣的是，当人们感到**被需要**时，当他们看到自己所做的事情有更高的意义时，他们会做同样的事情，身体上的不便似乎并不重要。仿佛是使命感提供了能量，并超越了身体的需求。为什么人们甚至冒着**安全**风险去一个危险的地区做他们在正常情况下不会做的事情？人们做志愿者是因为有机会为他人服务，做一些比他们自己更伟大的事情。

有了目标感，即使无法忍受的事情也会变得可以耐受。在维克多·弗兰克尔（Viktor Frankl）的《活出生命的意义》（*Man's Search for Meaning*）（1959）一书中，意义的重要性得到了最完美的阐述。弗兰克尔是一名精神科医生，第二次世界大战期间在集中营度过了很多年。他写道："人们所关心的不是获得快乐或避免痛苦，而是看到生命的意义。"那种感觉似乎超越了一些最困难的苦难，甚至在糟糕透顶的情况下。

尽管本、伊莱扎、马文和弗兰克尔博士都能阐明他们的目的，这超越了大大小小的身体压力，但你可能并不总是那么确定自己的道路或使命。比尔·欧·汉隆（Bill O'Hanlon）（2001）提出了一些指导方针，他是一位治疗师，写了很多书，并在全国范围内举行工作坊。像马文和伊莱扎一样，比尔·欧·汉隆在传播他的思想上投入了大量的精力，并免费分享这些想法。就像他们一样，他对自己的时间和才华非常慷慨，利用它们来教导和帮助别人。一位参加了他工作坊的朋友这么形容他："他为人谦逊，没有任何自负的成分。"人们会感觉到他有更高的使命，他的目标高于个人的满足。以下是他建议你问自己的一些问题，以帮助你定义自己的人生道路：你的人生目标是什么？你有什么独特的贡献？你被召唤去做什么？当你在做这件事时，什么让你感到活着？什么会让你感觉精力充沛，即使你已经耗尽了自己的精力？如果你有一个小时的黄金时间，你会谈论什么？你在哪里有家的感觉，仿佛是你属于或注定要做的事？什么会让你生气，从而让你觉得有足够的动力去改变？这些都是发人深省的问题，让你开始定义你所做事情的更高意图。请注意，它是你所相信的东西、吸引你的东西和你自然而然所做的东西的结合。

脱口秀主持人兼记者黛安·索耶（Diane Sawyer）（2002）讲述了她在选择自己的生活工作时，父亲问她的三个问题："你喜欢的是什么？你能想到的最冒险的部分是什么？你是否确定这将会服务于他人？"如今，每当人们向她征求职业建议时，她都会向他们提出这三个问题。如果他们能回答前两个问题，并对第三个问题确定无疑，她就会告诉他们，这就像全球定位卫星一样——选择前方的道路，享受旅程。索耶女士像其他人一样，是一个把她自己的特殊兴趣和才能用于更高利益的例子。

利拉是一名疗愈者。她实际上是一名放射技师，做乳房 X 光检查。她的工作非常出色，以至于她的病人甚至没有注意到这个过程，也没有任何不适。当她受到赞扬的时候会说："每个人都有天赋，这是我的天赋。"利拉和之前的其他人一样，认为自己的工作很重要，并利用自己的能力为最适合自己的工作作出贡献。看看你自己独特的天赋、兴趣和爱好，什么是你天生的，如果你能把这些和你工作的深层目的结合起来，你会感到精力充沛，而不是精疲力尽。关于"心流"的研究表明，当时间看似在飞快地流逝时，为你的工作找到一个目标是消除无聊的关键，找到让你做起来很刺激、兴奋和有乐趣的事情（Csikszentmihalyi，1990）。

马丁·塞利格曼（2002）博士在他的研究中也呼应了相同的主题，关于寻找超越金钱快乐的真正幸福。通过参加慈善活动或留下比你更有生命力的遗产来拥有使命感——利用自己的特色优势是获得持久成就感的基本原则之一。据报道，马丁·路德·金（Martin Luther King）曾说过，当你从事的工作将使你永垂不朽时，你会把工作做到最好。当你看到你所做事情的**意义**时，它会把你从孤立的自我转移到与比你更大的东西的联系上。这里没有自我的参与。马文、伊莱扎和利拉只是利用他们的特殊天赋，为一个比他们自身更大的目标作出贡献。

/ 打开你工作和生活的精神层面

在心理学界，灵性（spirituality）往往是一个禁忌词，因为很多人把它与宗教组织联系起来。尽管大量的研究吹嘘它对身体和心理的益处（Hill & Pargament，2003；Miller & Thoresen，2003；Powell，Shahabi，& Thoresen，2003；Seeman，Dubin，& Seeman，2003），但在治疗师的培训中，它在很大程度上被忽视了（Brawer，Handal，Fabricatore，Roberts，& Wajda-Johnson，2002）。灵性可以是一种定向的、激励的力量，为生活提供方向和目标，并在令人不安的生活事件中给人们以帮助和支持。

我在这里以比尔·欧·汉隆（2001）的方式使用灵性，即任何能让你体验到"更大的自我"或让你超越有限人格的东西。它本质上是从个人到更普遍的东西的连接。当我在工作坊上听他谈论灵性的三个 C——联系（connection）、同情（compassion）和贡献（contribution）时——我想，心理治疗确实是包含这些组成部分的职业之一。它是你能参加的最有灵性的活动之一，因为它将你和其他人联系在一起，它是一种"与他们一起感受"的方式，也是一种无私的服务。治疗时间是神圣的，是不受外界干扰的、没有限制或入侵的、被珍惜的时间。它是神圣的，因为你正在观察另一个人分享他（她）的灵魂。你在怀着敬畏之心好奇地观察和参与一个生命的展开，就像观察一个孩子的成长发育一样。心理治疗利用了你最好的一面，因此给你带来了工作本质中固有的满足感。当你将灵性融入你的实践中，你就会关注与他人的联系和同情心，并为他或她的心理健康作出贡献。

除了灵性的三个 C，我还想加上第四个 C——承诺（commitment），超越眼前的回报，长期坚持，全身心投入到手头的工作中。事实上，那些对工作热情投入的治疗师是那些被他们的工作所激励和鼓舞的人，而不是被工作耗竭的人（Dlugos & Friedlander，2001）。对工作的热情投入也反映了他们对其他领域的热情投入。在你全身心投入的活动中，能量通常是存在的，敷衍了事只会让你感觉疲惫和耗竭。在某些方面，对使命的投入与对你深爱的伴侣、孩子或朋友的投入或与他们有共同目标的投入别无二致。尽管有时候可能会很困难，但有一个更高的目的，会使你在起起落落中坚持下去。就像其他关系一样，你可能需要时不时地重新开始，来帮助你坚持下去。每个使命都有与之相关的平凡任务，包括把时间和精力花在看似微不足道的任务上。长远的目标有助于你超越无聊和平凡的工作。

当你把灵性带到你的工作或生活中，它可以超越你，使你超越手头上的困难。当"9·11"事件发生的时候，我这本书才写了一半，完成手稿突然变得毫无意义。当世界都变了的时候，我怎么能写出"如何成为一个开心的治疗师"呢？在这个时代，人们还能成为一个快乐的人吗？面对这个世界正在发生的事情，我怎么能提出这么琐碎，甚至轻浮的事情呢？我把手稿放在了书架上，确切地说是让它积满了灰尘。在任何可怕的事件发生之前，我已经报名参加了欧·汉隆关于心理治疗和灵性的工作坊，只是因为我安排好了。在会议期间，他要求我们想象一个灵性的时刻，或者当我们感觉自由、流动、有活力和精力充沛的时刻，并重新创造这样的体验。然后，我们要把这种灵性的感觉带到任何我们现在或未来感到困顿的情况中。我立刻闪现出了自己的"心流"，当我在写作的时候，能够感觉有能量的到来。我想象自己完成了这本书，能够超越自己的牢笼，到达一个充满意义和希望的地方。

当你接触比你更"大"的事物，并感受到自己作出贡献的时候，它会让你超越自我，超越你的停滞点。有哪些方法可以和那个"超越"的东西连接呢？我在前几章里谈论了其中的一部分。当然，冥想、写日记、祈祷，甚至花时间独处，都可以触及你内心深处的声音，也能让你超越自我。关注你的梦，倾听它们在对你说什么。通过艺术、美学、音乐和其他滋养灵魂的方式来发展你的内在生活。

另一个能让你"超越"的地方是大自然。难怪那么多人去爬山、看海或看星星，去和比自己更"大"的东西取得联系。或者你也可以通过把大自然搬到室内，把植物带到家里或办公室里。与你所爱的人、朋友以及整个社区在一起，也会提醒你，还有比你自己更伟大的事物。

毫无疑问，你知道有无数的方法来提升你工作的精神层面。连接和同情是你作为治疗师所做的工作的本质，将这些精神领域保持在前面，而不是放在后台——这使得作为一名心理治疗师成为最具有内在价值的职业之一。直接为他人的福祉作出贡献，减轻他或她的痛苦，迫使你超越自己，帮你超越日常工作中的磨炼。

/ 欣赏作为治疗师的回报

作为一名治疗师，你很荣幸地让人们与你分享他们内心深处的想法和感受，并且信任你。正如亚隆（2002）所言，你是"秘密的摇篮"。你有幸了解来访者的生活，并参与他们的喜怒哀乐。心理治疗是一个改变人生的职业，能够直接参与帮助他人成长是这份工作最令人满足的部分之一。

心理学是建立在改善人类福祉和促进社会公平的基础之上的。《美国心理学会伦理守则（第一版）》（*APA's first ethics code*）（1953）是在纳粹大屠杀之后编写的准则，其序言中写道："一个行业的价值是由其对人类福祉所做的贡献来衡量的。"作为一名治疗师，你是这个非常有意义的领域中的一部分，在这个领域里，你可以直接为他人的福祉作贡献，并参与其中。提醒自己你工作的价值，在治疗室这么神圣的地方，见证每天所发生的变化，是一份多好的礼物。作为一名治疗师，你正在为人们提供一片平静的绿洲，一个供他们倾诉和探索心理的圣地。一位聪明的女性曾经说过："每个人都需要一个可以哭泣的地方。"你确实很幸运，提供了这个地方，一个秘密、眼泪、恐惧和幻想的避风港，一个每天都会发生大大小小奇迹的空间。

不仅仅是你的来访者因为心理治疗而发生了改变，临床工作者本身也往往会从他们的工作中获益。在雷德克（Radeke）和马奥尼（2000）的研究中，治疗师表示他们的工作对其个人产生了巨大的影响。这使他们更有自我意识，更智慧，增加了他们的心理发展以及享受生活的能力，并感觉到这是一种精神上的服务。正如诺克罗斯（2000）所说，大多执业者都觉得自己在开展治疗时感到充实且荣幸，这个工作给来访者和我们都带来了"宽慰、喜悦、意义、成长、活力、兴奋和真正的参与感"（pp.712-713）。

正如我所调查过的绝大多数同事都以这样或那样的方式说过，与他人合作并看到他们的改变是治疗行业最有意义的方面之一。记住你的使命——带着你的激情、兴趣和天赋，为更高的利益而使用它们。大多数临床工作者都是这么做的。他们热爱自己所从事的工作，并努力提醒自己为什么要从事他们的工作。他们也很快指出，除非你对它有深刻而持久的兴趣，否则就不要去做，或者就像我的好朋友拉里·布洛克（Larry Brock），一位退休的心理学家喜欢说的那样，"那就去学修水管吧！"

自我评估

- 我的工作的更高意义是什么？

- 当我遇到大大小小的挫折时，我怎样才能不断将目标放在最前面？

- 我有哪些方法可以提升我生活和工作的精神层面？

- 对我来讲，作为一名治疗师的回报是什么？

"记住你的使命——带着你的激情、兴趣和天赋，为更高的利益而使用它们。"

/ 术语表

treatment not covered by，不在保险范围
内的治疗

Intelligent risks，理智的冒险

Internal world, managing your，管理你的内
在世界

Internet use，网络使用

Interpersonal conflict，人际冲突

Interpersonal support，人际支持

Intimidation，威胁

Intuition，直觉

listening to your，倾听你的直觉

ways of enhancing，提升直觉的方法

Involvement, converting apathy into，把冷漠
变成投入

J

Job（s），工作

dream，理想的工作

fantasies of less stressful，幻想做压力更
少的工作

interpersonal conflict on，工作的人际冲
突

satisfaction，对工作的满意感

Journal writing，写日记

K

Kahil Gibran，卡里·纪伯伦（黎巴嫩作家）

K.I.S.S.，保持简单、糊涂

Knowing yourself，了解你自己

L

Late cancellations，很晚取消

Laughter, as escape from reality，笑是对现

实的一种逃避

Learning, pursuit of，持续学习

Left brain thinking，左脑思维

Licensure requirements，执照要求

Life，生活

balance，生活平衡

-changing profession，改变生活的职业

costs，生活成本

manager, hiring yourself as，雇佣自己为
生活经理

personal，个人生活

visualizing，构想生活

Life Strategies，生活策略

Low-maintenance living，低维护的生活

M

Managed care，管理型医疗

companies, restrictions imposed by，管
理型医疗公司施加的限制

elimination of，消除管理型医疗

movement, essence of，管理型医疗运动，
本质

networks, resignation from，从管理型医
疗网络中辞职

panels, question about，管理型医疗小组
的问题

toxicity of，管理型医疗的毒性

Marital counseling，婚姻咨询

Marital relationship, problems of，婚姻关系
的问题

Marketing，营销

/ 参考文献

[1] ACKERLEY G, BURNELL J, HOLDER D, et al.(1988). Burnout among licensed psychologists. Professional Psychology: Research and Practice, 19(6), 624–631.

[2] ACKERMAN D.(1999). Deep play. New York: Random House.

[3] ACKLEY D.(1997). Breaking free of managed care. New York: Guilford.

[4] AMABILE T.(1985). Motivation and creativity: Effects of motivational orientation on creative writing. Journal of Personality and Social Psychology, 48(2), 393–399.

[5] American Psychological Association.(1953). Ethical standards for psychologists: A summary of ethical principles. Washington, DC.: Author.

[6] American Psychological Association.(2002). Ethical principles of psychologists and code of conduct. American Psychologist, 57, 1060–1073.

[7] American Psychological Association Practice Directorate.(1994, July/August).

APA member focus groups on the health care environment: A summary report. Washington, DC.: Author.

[8] ARTHUR G, BRENDE J, QUIROZ S.(2003). Violence: Incidence and frequency of physical and psychological assaults affecting mental health providers in Georgia. Journal of General Psychology, 130(1), 22–45.

[9] BARDWICK J.(1988). The plateauing trap. New York: Bantam.

[10] BARNETT J.(2003). APA's revised ethics code: Implications for professional practice. The Register Report, 29, 10–11.

[11] BARNETT J, HILLARD D.(2001). Psychologist distress and impairment: The availability, nature, and use of colleague assistance programs for psychologists. Professional Psychology: Research and Practice, 32(2), 205–210.

[12] BARNETT R, HYDE J.(2001). Women, men, work, and family: An expansionist theory. American Psychologist, 56(10), 781–796.

[13] BEATTIE M.(1987). Codependent no more. New York: Harper.

[14] BECK M.(2001). Finding your own North Star. New York: Crown.

[15] BENJAMIN L.(2001). A developmental history of a believer in history. In M.Goldfried(Ed.), How therapists change. Washington, DC.: American Psychological Association.

如需全部参考文献，请扫描封底"心理经纬度"二维码，联系客服获取。